KAIRA JEWEL LINGO

WIR WURDEN FÜR *diese Zeiten* GESCHAFFEN

KAIRA JEWEL LINGO

WIR WURDEN FÜR *diese Zeiten* GESCHAFFEN

Zehn buddhistische Impulse für mehr Resilienz und Zuversicht

Aus dem amerikanischen Englisch
von Karin Weingart

Lotos

Die Originalausgabe erschien 2021 unter dem Titel *WE WERE MADE FOR THESE TIMES* bei Parallax Press, USA.

MIX
Papier | Fördert gute Waldnutzung
FSC® C014889
FSC
www.fsc.org

Penguin Random House Verlagsgruppe FSC® N001967

Erste Auflage 2023

Redaktion: Jürgen Teipel
Umschlaggestaltung: Guter Punkt, München unter Verwendung eines Motivs von © Natalia Vetrova/iStock/Getty Images Plus
Satz: Leingärtner, Nabburg
Druck und Bindung: Pustet GmbH, Regensburg
ISBN 978-3-7787-8315-3

www.Integral-Lotos-Ansata.de
www.facebook.com/Integral.Lotos.Ansata

Für alle Suchenden
und die, die noch im Kokon schlummern

Manche Phasen des persönlichen Wachstums sind so verwirrend, dass wir sie nicht einmal richtig mitbekommen. Stattdessen reagieren wir ablehnend oder wütend oder wehmütig und hysterisch. Vielleicht sogar depressiv. Falls wir dann nicht aus einem Buch oder dem Mund eines Menschen erfahren, dass wir gerade mitten in einem Veränderungsprozess stecken und uns spirituell weiterentwickeln, kommen wir gar nicht darauf, was in Wirklichkeit los ist.
In aller Regel spüren wir es jedoch, wenn wir wachsen – ähnlich wie der kleine Samen das Gewicht und die Beharrungskräfte der Erde spüren muss, die auf ihn wirken, sobald er versucht, aus seiner Hülle hervorzubrechen und sich zu einer Pflanze weiterzuentwickeln. Angenehm fühlt sich das nicht unbedingt an. Am unerfreulichsten aber ist es immer, wenn wir keine Ahnung haben, was da gerade vor sich geht. Doch genau diese langen Phasen, in denen irgendwas in uns wartet, den Atem anhält und sich fragt, was wohl im nächsten Schritt geschehen mag, führen oft an einen entscheidenden Punkt: an den nämlich, an dem wir erkennen, dass wir auf die nächste Etappe unserer Persönlichkeitsentwicklung vorbereitet werden und aller Wahrscheinlichkeit nach bald eine neue Ebene erreichen.

Alice Walker, Living by the Word[1]

INHALTSVERZEICHNIS

VORWORT

Mögen mir auf dieser Reise die richtigen Schwierigkeiten und Leiden begegnen, sodass mein Herz wahrhaft erweckt wird und sich meine Praxis der Befreiung und des allumfassenden Mitgefühls wahrhaftig erfüllen kann.

Tibetisch-buddhistisches Gebet
Aus: Jack Kornfield –
Frag den Buddha und geh den Weg des Herzens[2]

Herzlich willkommen zu unserer Studienreise unter dem Motto »Wie wir mit Klarheit und Mitgefühl auch schwierige Zeiten bewältigen«.[3] Ich wünsche uns allen eine gute Fahrt!

Aus Erfahrung kann ich sagen, dass es mir in jeder größeren Umbruchphase, die ich durchgemacht habe, unglaublich geholfen hat, präsent, offen und veränderungsbereit zu sein. Dabei denke ich vor allem an die beiden heikelsten Entscheidungen, die ich treffen musste: zunächst die, mich mit fünfundzwanzig zur buddhistischen Nonne ordinieren zu lassen, und dann, das Kloster viele Jahre später wieder zu verlassen.

Als Tochter eines interkulturellen Ehepaares bin ich in einem Orden für christliche Familien aufgewachsen, bei dem es um bescheidene Lebensweise sowie die Unterstützung armer und marginalisierter Bevölkerungsgruppen ging.

In unserer Chicagoer Community lebten einige Hundert Leute, weltweit waren wir allerdings mehrere Tausend – verbunden durch unsere kollektive spirituelle Praxis. In meiner Kindheit, weiß ich noch, wurden wir morgens um halb sechs von einer Glocke geweckt. Um sechs begann dann mit dem Morgengebet das Daily Office (Stundengebet). Nach meinem achten Geburtstag verbrachte ich vier erfüllte und für mich äußerst bedeutsame Jahre in einem Gebiet am Stadtrand von Nairobi, das damals als »einer der größten Slums Afrikas« galt. Mein Vater engagierte sich zu der Zeit im Rahmen unserer religiösen Gemeindearbeit für die Dorfentwicklung in Kenia und vielen anderen afrikanischen Staaten.

Meiner Leidenschaft fürs Tanzen frönte ich während dieser vier Jahre vor allem in strengen Ballettstunden. Außerdem hatte ich das Glück, Reiten lernen zu können, wofür ich heute noch dankbar bin. Weil ich irgendwann mal einen Narren an der spanischen Sprache gefressen hatte, durfte ich mit fünfzehn den Sommer in Mexiko verbringen.

Die Erfahrungen, die ich in den USA mit Rassismus und Diskriminierung machte, veranlassten mich schließlich, für ein Jahr als Austauschschülerin nach Brasilien zu gehen. Dort erfuhr ich, wie es ist, in einem Land zu leben, in dem die Beziehungen zwischen den Ethnien fluider sind – ich konnte eine ausgesprochen starke afrikanische Diaspora erleben. Dort kam ich auch mit Capoeira in Kontakt, einem afrobrasilianischen Kampftanz, den ich noch mit Anfang zwanzig nicht vollends gelernt hatte, als ich über diese Kunstform erst meine Bachelor- und später auch meine Magisterarbeit schrieb.

Lernbegeistert und engagiert, wie ich schon immer war, ging ich nach Stanford und verbrachte mein Juniorjahr an der Howard University, um in den Genuss einer der besten historisch Schwarzen Universitäten Amerikas zu kommen und mich vor allem mit meinem eigenen Schwarzsein auseinanderzusetzen.

In meinen letzten beiden Collegejahren hatte ich dick gelocktes Haar, trug bunte Batikkleider und unterhielt aufbauende, liebevolle Beziehungen zu meinen Kommiliton*innen. Zugleich befand ich mich auf einer intensiven spirituellen Suche, zu der auch gehörte, dass ich mich eingehend mit Yoga und Meditation beschäftigte.

Doch als ich meinen Master in der Tasche hatte, bekam ich das Gefühl, während des Studiums noch längst nicht alles Wichtige erfahren zu haben. In einem Vortrag, den Ram Dass einmal auf dem Stanford-Campus hielt, hatte er gesagt: »Ihr lernt hier so einiges. Was ihr aber nicht lernt: wie ihr glücklich werdet.«

Mir wurde so langsam klar, dass auch ich das Glücklichwerden noch lernen musste. Und dass ich bei dieser Gelegenheit vielleicht auch erfahren würde, wie ich am besten mit meinem Leiden umgehen konnte.

Also begab ich mich auf die Suche nach einem spirituellen Lehrer und einer Gemeinschaft, die mir jenseits von akademischem Erfolgsdenken helfen konnte, lockerer und liebevoller mit mir umzugehen.

Als ich mit dreiundzwanzig im französischen Plum Village dem vietnamesischen Zenmeister Thich Nhat Hanh begegnete, wusste ich sofort, dass ich meinen Lehrer gefunden hatte. Die Schlichtheit und Anmut, mit denen er Achtsamkeit praktizierte und lehrte, empfand ich als so faszinierend, dass ich den Rest meiner viermonatigen Europa-Rundreise cancelte und stattdessen lieber im Kloster blieb. Und bald erwuchs in mir der Wunsch, Nonne zu werden. »Warum eigentlich nicht das tun, was für mich am wichtigsten ist?«, fragte ich mich. Schließlich kann man ja nie wissen, wie lang man noch lebt. Also nahm ich als Allererstes das in Angriff, woran mir am meisten gelegen war.

Mit fünfundzwanzig wurde ich Nonne in der buddhistischen Gemeinschaft von Thich Nhat Hanh, der von seinen Schüler*innen Thay (das bedeutet »Lehrer« auf Vietnamesisch) genannt wurde, und so werde ich ihn in diesem Buch auch nennen.

Mit meiner Ordination trennte ich mich von allen materiellen Besitztümern, rasierte mir den Kopf, trug ganz einfache Roben und verpflichtete mich auf ein Leben im Zölibat. Aus einer US-amerikanischen Großstadt kommend, fand ich mich auf einmal in Frankreich auf dem platten Land wieder. Ich wohnte mit Hunderten Mönchen und Nonnen zusammen, von denen die meisten vietnamesischer Herkunft waren; viele kamen aber auch aus anderen Teilen der Welt. Ganze fünfzehn Jahre lang lebte ich in Klöstern auf verschiedenen Kontinenten. Außerdem war ich viel in den USA unterwegs, in Asien, Afrika und

Lateinamerika, um Achtsamkeit zu praktizieren und zu unterrichten.

Nachdem ich fast mein gesamtes Erwachsenenleben als Nonne verbracht hatte, riss ich das Ruder mit Anfang vierzig noch einmal herum: Ich beschloss, das Kloster zu verlassen und wieder von vorn anzufangen. Als die meisten meiner Jugendfreunde bereits eine Familie gegründet hatten und zig Jahre in ihrem Beruf tätig waren, fing ich in der Mitte meines Lebens gerade erst mit all den Dingen an, die sie bereits seit Ewigkeiten taten: Steuern zahlen, Handy bedienen, Haushaltsführung und Onlinedating! Drastische Veränderungen in einer ganzen Reihe von Lebensbereichen gleichzeitig: persönlich, gesellschaftlich, finanziell, beruflich, spirituell und kulturell. Im Grunde erfand ich meine gesamte Identität von Grund auf noch einmal neu.

Herausforderungen und Veränderungen – ob nun erwünscht oder nicht – können stressig sein und einen ganz schön durcheinanderbringen. Kein Zweifel: Arbeitsplatzverlust, Isolation und Einsamkeit oder Trauer setzen jedem und jeder zu. Als echte Einschnitte können sich aber auch freudvolle Erfahrungen wie die Geburt eines Kindes, ein neuer Job oder eine neue Liebe erweisen. Schließlich markieren sie den Beginn eines neuen Kapitels, und die Zukunft ist ungewiss.

Und frei von den großen Herausforderungen und Problemen, vor die sich die Welt momentan gestellt sieht, sind auch unsere persönlichen Schwierigkeiten nicht. Denn wir leben ja nicht isoliert und können auch nicht so tun, als blieben wir unberührt von Klimakrise, Pandemie, zunehmender Einkommensungleichheit – unberührt auch von den klaffenden Wunden, die der Rassismus schlägt, und der systemischen Vorherrschaft der Weißen.

In diesem Buch werden wir über Möglichkeiten sprechen, auch inmitten dieses ganzen Kuddelmuddels Freiheit und Stabilität zu finden und allem, was uns das Leben vorsetzt, offenen Herzens, mit klarem Verstand und gezieltem Handeln zu begegnen. Auf den folgenden Seiten werden wir zusammen die grundlegenden Skills entwickeln, die uns nicht nur individuell, sondern auch kollektiv den Weg in eine gangbare Zukunft eröffnen: Präsenz, Mut und Resilienz (psychische Widerstandskraft).

Und jetzt lass uns aufbrechen, denn ich freue mich schon auf unsere gemeinsame Reise!

KAPITEL 1

HEIMKEHR

Aber der Stein, den die Erbauer {dieser korrupten Welt}
nicht wollten,
soll zum Grundpfeiler werden.
Und egal, welches Spiel sie spielen:
Wir haben etwas, was sie uns nie wegnehmen können,
wir haben etwas, was sie uns nie wegnehmen können.

Bob Marley
»Ride Natty Ride«

Alles, was du werden möchtest,
bist du bereits.

Linji Yixuan

Wir alle machen Umbrüche, harte Zeiten und schwierige Phasen durch. Über kurz oder lang erleben alle von uns Zeiten des Verlusts, der Verwirrung oder des Kummers – und uns wird bewusst, dass wir den Lauf der Dinge nicht steuern können, weder im weltumspannenden Maßstab noch auch nur im Privaten. Doch mit Achtsamkeit können wir lernen, diese schwierigen, herausfordernden Wegstrecken so zu bewältigen, dass nicht noch mehr Leid, nicht noch größere Probleme entstehen. Ja, wir können sogar lernen, uns für die Komplexität und Weisheit zu öffnen, die unter Umständen mit diesen Umbrüchen einhergehen.

Beim Zu-sich-Finden und Zur-Ruhe-Kommen in zutiefst unruhigen Zeiten stellt die Heimkehr einen entscheidenden Schritt dar: das Wieder-nach-Hause-Finden, die Neubesinnung auf uns selbst, auf den gegenwärtigen Moment; wie immer er auch aussehen mag. Denn so kann man Achtsamkeit – Präsenz – ja auch verstehen: als zu sich nach Hause zurückkommen. Wir kehren heim, wann immer wir uns auf unseren Körper besinnen. Dieses Bei-uns-Sein können wir auch als *wahres Zuhause* betrachten. Denn unser inneres Heim vermag uns niemand wegzunehmen. Und beschädigt oder zerstört werden kann es auch nicht. Solange wir Zugang zu diesem Zuhause in unserem Inneren haben, sind wir in Sicherheit. Egal, was um uns herum geschieht.

Wann immer wir diese Erfahrung des Heimkommens machen, ist es so, als kehrten wir nach einer langen Reise endlich wieder nach Hause zurück. Die Empfindungen, die unter diesen Umständen aufkommen, lassen sich gut mit einem Wort wie Frieden oder vielleicht sogar Freiheit beschreiben – völlig unabhängig davon, wie beengend und restriktiv die Verhältnisse im Außen auch sein mögen. Das Wieder-zu-uns-nach-Hause-Kommen schmeckt vor allem nach Zugehörigkeit. In diesem Zustand fühlen wir uns gestützt und gleichzeitig auch dazu befähigt, andere zu stärken.

Das ist alles deshalb von so großer Bedeutung, weil es leider durchaus im Bereich des Möglichen liegt, dem eigenen inneren Zuhause das ganze Leben lang entfremdet zu bleiben.

Mein Lehrer Thay pflegte seine gesamte Lehre in einem einzigen Satz zusammenzufassen, der da lautete: »Ich bin angekommen, bin zu Hause.« Für ihn bestand das Ziel der Achtsamkeitspraxis im Wesentlichen in der Erfahrung des Angekommenseins im Hier und Jetzt. Außer im gegenwärtigen Augenblick müssen wir nirgendwo sein und nirgendwohin.

Und wann fühlen wir uns bei uns zu Hause? Sobald wir nicht länger Zuflucht im Außen suchen – an einem anderen Ort oder zu einer anderen Zeit – und wenn wir uns des Umstands bewusst werden, dass alles, was wir suchen und uns ersehnen, in unserem Inneren liegt. Lassen wir uns intensiver auf unser Inneres und die Dinge ein, die uns umgeben, kann es sein, dass wir völlig unverhofft die Weite und Freiheit unseres wahren Zuhauses erleben.

Eines Morgens – ich war zu der Zeit noch Novizin – wurde ich bei der langsamen Gehmeditation im Anschluss an das Sitzen plötzlich sehr präsent und nahm jeden meiner Schritte bewusst wahr. Zuerst wurde mir klar, dass ich beim Aufsetzen des linken Fußes zugleich auch den rechten bewegte, weil links nichts ging ohne rechts. Dann erkannte ich auch, dass sich meine Arme quasi in den Füßen wiederfinden. Also ging ich gewissermaßen auch mit meinen Armen. Dann kamen die Hände, der Magen, das Hirn, die Sinnesorgane, Herz und Lunge hinzu. Ich war zu hundert Prozent bei und in meinem Körper, kostete den Boden mit den Füßen, lauschte ihm, betrachtete ihn, spürte, erkannte und roch ihn mit meinen Füßen. Mit dem Herzen liebte ich ihn, meine Lunge atmete ihn. Ein und aus.

Als ich meine Aufmerksamkeit mehr auf den ganzen Erdball an sich verlagerte, wurde mir klar, dass ich auch auf kühlem Wasser ging, das unter meinen Füßen floss, sowie auf heißem, glühendem Magma weit in der Tiefe, am Mittelpunkt der Erde. Ich stellte mir vor, ich ginge auf den Füßen derjenigen, die direkt auf der entgegengesetzten Seite des Planeten lebten. Vorsichtig berührten die Unterseiten meiner Füße die Sohlen eines Kleinkindes, einer Schwangeren und eines betagten Großvaters. Mit den Füßen begegnete ich denen eines einsamen, von aller Welt verlassenen Menschen und denen eines von Hass und Zorn zerfressenen. Und ich ging auch auf den Füßen einer im Gehen Meditierenden, die sich des gegenwärtigen Moments erfreute – war eins mit allen Gehenden der Welt, deren Herz mit Liebe und Friedfertigkeit erfüllt ist.

Wenn wir uns des Augenblicks nicht bewusst sind, weil wir uns in unseren Gedanken oder Tagträumereien verloren haben oder weil wir von Ängsten oder anderen starken Emotionen durchgeschüttelt werden, ist es so, als hätten wir unser Zuhause verloren. Bleiben wir lange fort, sammelt sich Staub an, und unerwünschter Besuch kann sich breitmachen. Stress und Anspannungen belasten Körper und Geist, und wenn wir uns darum nicht kümmern, erwächst daraus unter Umständen eine physische oder psychische Erkrankung.

Das Schöne an bewussten Wahrnehmungen ist jedoch, dass wir dadurch jederzeit wieder zu uns heimkommen können. Unser Zuhause ist immer da und wartet nur auf unsere Rückkehr. Und die kann auf vielfältige Weise stattfinden: indem wir uns des Atems bewusst sind, indem wir körperliche Empfindungen oder Bewegungen registrieren und indem wir uns mit der Wirklichkeit um uns herum verbinden; zum Beispiel bestimmten Umgebungsgeräuschen. Kommen wir auf einem dieser Wege nach Hause zurück, können wir Inventur machen, das Terrain unseres Lebens sondieren und klar erkennen, welche Bereiche unserer inneren Landschaft größerer Aufmerksamkeit bedürfen; wo wir uns genauer umschauen sollten.

Es ist in schwierigen Zeiten und Phasen des Umbruchs besonders verlockend, unser inneres Zuhause zu verlassen. Wir wollen Antworten finden oder haben Angst vor der Zukunft. Genau das aber ist der Punkt, an dem wir in den gegenwärtigen Moment zurückkehren, unseren Körper wahrnehmen und besonders gut mit uns umgehen müssen. Weil die Zukunft genau aus diesem Moment besteht. Und wenn wir mit ihm jetzt gut umgehen, gehen wir auch mit unserer Zukunft gut um.

Nur ist dieses Nachhausekommen nicht immer so einfach. Vor allem, wenn wir spüren, dass sich Schmerzen und Probleme aufgestaut haben, denen wir uns nicht stellen wollen. Wenn wir nicht bereit sind, diese ganzen kruden, unverarbeiteten Dinge, die einfach wehtun können und große Angst machen, zur Kenntnis zu nehmen.

In einer solchen Situation ist es wichtig, dass wir dem Wunsch, nicht nach Hause zurückzukehren und unsere Probleme lieber zu ignorieren, mit Mitgefühl begegnen. Aber auf Dauer hilft es ja nichts: Die einzige Möglichkeit der Heilung besteht darin, die Probleme anzugehen und unser Zuhause so zu einem behaglicheren Ort zu machen. Denn wie heißt es doch so schön: »Der einzige Ausweg führt nach innen.« Oder mittendurch.

Die Übungen in diesem Buch werden uns helfen, den nötigen Mut aufzubringen, um in unserem Zuhause für Ordnung zu sorgen. Und sie geben uns dafür die nötigen Tools an die Hand – sodass wir allmählich lernen können, unser wahres Zuhause zu genießen. Wie das gehen soll? Zum Beispiel, indem wir im Hier und Jetzt bleiben; sozusagen am Ufer verweilen und und unseren Gedankenfluss beobachten, statt mitten hineinzuspringen und uns in die Vergangenheit oder Zukunft davontreiben zu lassen. Dass uns all unsere Pläne, Sorgen und Ängste immer wieder in den Kopf kommen, lässt sich nicht vermeiden, beim besten Willen nicht – aber wir können lernen, sie wahr- und uns ihrer anzunehmen, ohne dass wir uns von ihnen mitreißen lassen. Die aktive Beobachtung des Atems oder unserer körperlichen Empfindungen hilft uns, am Hier-und-Jetzt-Ufer zu bleiben. Denn weder in der Vergangenheit noch in der Zukunft können wir wahrhaft nach Hause kommen oder uns mit dem versorgen, was wir zur Überwindung von Schwierigkeiten brauchen. Das geht nur im gegenwärtigen Augenblick, im Hier und Jetzt.

Sicher können wir viel Zeit und Energie auf den Versuch verwenden herauszufinden, was die Zukunft wohl bringen mag – oder diese gar zu steuern. Das bringt aber gar nichts. Denn in Wahrheit brauchen wir überhaupt nicht zu wissen, was die Zukunft bereithält. Wir müssen nur körperlich und geistig ganz im Moment sein. Dann haben wir alles, was nötig ist, um der Gegenwart begegnen zu können. Was wir zur Bewältigung des morgigen Tages oder des nächsten Monats brauchen, das können wir nicht wissen. Weil sich die Zukunft weder steuern noch verlässlich vorhersehen lässt. Konzentrieren wir uns also ganz auf den Moment! In ihm finden wir alles, was wir jetzt und hier gerade benötigen.

MEDITATION

Nach Hause kommen
Lass uns gleich üben, wie wir uns am besten mit dem gegenwärtigen Moment verbinden können. Nimm im Sitzen, Liegen oder Stehen eine bequeme Position ein, in der du ebenso aufmerksam wie entspannt bist. Am Anfang

möchtest du dieses Buch hier vielleicht noch in der Hand halten und den Text der geleiteten Meditationen lesen. Bald aber wirst du darauf nicht mehr angewiesen sein. (Du kannst dir die Meditationen – allerdings nur in englischer Sprache – auch auf YouTube anhören.[4])

Wenn du auf die Zeit achten möchtest, kannst du dir einen Wecker oder das Handy auf zehn Minuten stellen. Die meisten der hier vorgestellten Meditationen sind nicht lang und lassen sich unkompliziert zu jeder beliebigen Tageszeit durchführen.

Die Augen darfst du schließen – oder auch offen halten. In diesem Fall ruht dein Blick am besten auf einem Flecken einen knappen Meter vor dir.

Nimm zunächst den Kontakt deines Körpers mit der von dir gewählten Oberfläche wahr. Komm zur Ruhe und kehre in den gegenwärtigen Moment zurück, ins Hier und Jetzt. Fordere all diejenigen Teile von dir, die gerade noch irgendwo anders sind, sanft auf, sich wieder bei dir einzufinden.

Wann immer du im Verlauf dieses Buches mittig einen längeren Strich siehst, kannst du dir eine kleine Pause gönnen und die Anweisung in Ruhe auf dich wirken lassen. Zum Beispiel jetzt.

Komm ganz in deinen Körper und schau, was ist: Anspannung, *Ent*spannung, Schmerzen, etwas Vergnügliches oder ein eher neutrales Gefühl? – Begegne allem, worauf du triffst, mit größtmöglicher Offenheit, ohne irgendetwas daran zu beurteilen. –

Sobald dir bewusst wird, dass du in den Denkmodus umswitchst, fokussierst du dich wieder sanft auf deinen Körper im gegenwärtigen Moment.

Fasse die Absicht, zu dir und nach Hause zu kommen – präsent zu sein. Diese Fürsorge verdienst du, weil du wertvoll und einzigartig bist. In der ganzen Welt gibt es niemanden, der über dieselbe Kombination von Gaben und Talenten verfügt wie du. Lass dich so gut wie möglich auf die Situation ein. Und heiße die vielen verschiedenen Aspekte von dir in deinem Zuhause willkommen.

Vielleicht spürst du schon, wie du in deinem inneren Zuhause, dem Sitz deiner Stärke, Weisheit und Klarheit, zur Ruhe kommst. An deinem allzeit verlässlichen Zufluchtsort. Falls nicht, bleib weiterhin fokussiert auf die körperlichen Empfindungen, auf die Umgebungsgeräusche oder auf deine Atmung. Im Laufe der Zeit wird sich das Gefühl, nach Hause zu kommen, bestimmt einstellen. Vielleicht noch nicht bei deiner ersten Meditation; aber je mehr du dich auf dich selbst einstimmst, desto klarer wird dir, dass du schon die ganze Zeit zu Hause bist.

Wenn es dir hilft, kannst du dir innerlich die Worte

Ich bin angekommen, bin zu Hause

vorsagen.

Und wenn es dir guttut, kannst du die Worte auch mit deiner Atmung koordinieren:

Angekommen sagst du beim Einatmen
zu Hause beim Ausatmen.

Im gegenwärtigen Moment angekommen,
bei mir zu Hause,
genau so, wie ich bin.
Angekommen, angekommen,
zu Hause, ich bin zu Hause,
verweile im Hier und verweile im Jetzt.
Massiv wie ein Berg, frei wie eine weiße Wolke,
die Tür zu Nicht-Geburt und Nicht-Tod steht offen,
frei und unerschütterlich.

»Arrived«, Plum-Village-Lied[5]

Sobald sich dein Wecker/Handy meldet, kannst du allmählich zurückkommen, dich im Zimmer umschauen und sanft dehnen.

Im Alltag
Vermutlich wirst du diese Übung nicht nur beim Meditieren machen wollen, sondern auch im Alltag. Um dich mit dem gegenwärtigen Moment zu verbinden und in deinem wahren Zuhause anzukommen, kannst du sie beim Kaffeetrinken, im Stau oder in der Warteschlange praktizieren. Dabei sagst du dir: »Ich bin angekommen; ich bin zu Hause.«

Und vergiss nicht die Adresse deines wahren inneren Zuhauses. Sie lautet: »Gerade jetzt und genau hier.«

Im ersten Kapitel haben wir uns mit der Frage beschäftigt, wie uns die Achtsamkeit in schwierigen Zeiten und Phasen des Umbruchs helfen kann, zu uns und nach Hause zu kommen. Dabei haben wir festgestellt, dass uns dieses innere Zuhause jederzeit zugänglich ist. Durch unsere geistige Präsenz sowie die Fokussierung auf uns und unsere körperlichen Empfindungen (welcher Art sie auch immer gewesen sein mögen) haben wir uns unser inneres Zuhause probeweise angeeignet – und begonnen, es als unseren ultimativen Zufluchtsort zu erspüren.

JOURNALING-ÜBUNG

Wie hast du dein wahres Zuhause bislang erlebt?

Wie findest du den Weg, der dorthin führt?

Was hat dir geholfen, dein wahres Zuhause aufzuspüren?

Welche Unterstützung würdest du brauchen, um dein wahres Zuhause regelmäßig aufsuchen zu können?

KAPITEL 2

ENTSPANNT ZURÜCKLEHNEN UND AUF DAS UNBEKANNTE VERTRAUEN

Fällt eine Katze vom Baum, lässt sie vollkommen los, entspannt sich total und kommt leichtfüßig auf dem Boden auf. Würde sie es sich allerdings zwischendurch anders überlegen und lieber doch nicht abstürzen, so würde sie sich anspannen, verhärten und wäre bei der Landung nichts anderes als ein Sack voll kaputter Knochen.
Der Philosophie des Tao zufolge wurden wir im Moment unserer Geburt einen Abgrund hinabgestürzt. Seither befinden wir uns im freien Fall, und es gibt nichts, was wir dagegen tun können.
Statt also in einen Zustand chronischer Anspannung zu verfallen und dich an allem Möglichen festzuhalten, das mit dir zusammen auf dem Weg nach unten ist, sei also lieber wie eine Katze.

Alan Watts, What is Tao?[6]

Bist du geduldig genug,
um zu warten, bis sich der Schlamm setzt
und das Wasser wieder klar wird?
Kannst du unbewegt bleiben,
bis sich das rechte Handeln von selbst ergibt?

Laotse

In meinen fünfzehn Jahren als Nonne habe ich oft mitbekommen, dass Thay von Leuten gefragt wurde, wie sie sich angesichts einer schwierigen Entscheidung – etwa in Beziehungs- oder auch religiösen Fragen – verhalten sollten. Er antwortete darauf gern mit den Worten: »Eines hilft dabei bestimmt nicht: nachdenken.« Indem wir ein Problem wieder und wieder gedanklich durchkauen, kommen wir so gut wie nie zu einer weisen Entscheidung, sondern geraten eher in Erschöpfung und werden nur noch verwirrter oder ängstlicher.

Die entscheidenden Fragen des Lebens lassen sich nicht auf intellektueller Ebene beantworten, sondern müssen einer anderen, tieferen Partie des Bewusstseins überantwortet werden. Thay schlug vor, solche entscheidenden Fragen als Samenkörner zu betrachten, die wir in der Tiefe unseres Geistes ausbringen und dort ruhen lassen.

Unsere täglichen Achtsamkeitsübungen sind der Sonnenschein und das Wasser, die der Samen braucht, um keimen und sich später im eigenen Tempo weiterentwickeln zu können. Ist es dann so weit, bekommen wir die Antwort auf unsere Frage; und zwar ohne jede Zweideutigkeit.

Dafür müssen wir aber die Saat in der Tiefe unseres Geistes ruhen lassen und dürfen nicht ständig den Boden aufbuddeln, um zu schauen, ob da schon was wächst. Denn dann passiert gar nichts! Und genauso verhält es sich auch mit unseren großen, beängstigenden Fragen. Wir überlassen sie den tieferen Ebenen unseres Bewusstseins und denken weder über sie nach, noch lassen wir uns von ihnen belasten. Im Alltag entspannen und beruhigen wir uns derweil; wir kommen wieder zu uns, kehren in unser Zuhause im gegenwärtigen Moment zurück und tragen so dazu bei, dass unsere Frage ganz natürlich reift und die richtige Antwort hervorbringt. Dieser Prozess kann weder beschleunigt noch erzwungen werden. Und er kann Wochen, Monate oder gar Jahre in Anspruch nehmen. Doch diese ganze Zeit über können wir darauf vertrauen, dass der Samen ausgebracht wurde und dass sich die tieferen Schichten unseres Bewusstseins seiner so lange annehmen, bis schließlich eine glasklare Antwort aufscheint.

In der buddhistischen Psychologie wird dieser Teil unseres Geistes als Speicherbewusstsein bezeichnet. Es hat die Funktion, unsere Erinnerungen und all die Gemütszustände, die wir erleben können, in latenter Form einzulagern. (Näheres dazu erfährst du im fünften Kapitel.) Ein Beispiel: Angenommen, du versuchst ein Problem zu lösen oder die Antwort auf eine Frage zu finden, die dich beschäftigt. Du grübelst, rätselst und sinnierst, kommst aber keinen Schritt weiter. Wenn du jedoch die Gedanken daran einmal loslässt und mit allem rechnest, nur nicht mit einer Lösung, kommt dir plötzlich eine Inspiration. Mit einem Mal weißt du genau, was zu tun ist.

In diesem Moment war nichts anderes am Werk als dein Speicherbewusstsein, das die Arbeit an deinem Problem aufnimmt, sobald sich dein Alltagsbewusstsein ausruht.

Unser Speicherbewusstsein geht ganz natürlich und locker vor und ist viel effektiver als der denkende Geist. Eine Erkenntnis, die aus dem Speicherbewusstsein aufsteigt, fühlt sich rundum richtig an und lässt keinen Raum für Zweifel.

Zu warten, bis eine Antwort auftaucht, kann mitunter jedoch auch eine Herausforderung sein – weil wir sie wirklich endlich haben wollen. Solange wir noch nicht wissen, was wir tun oder welchen Weg wir einschlagen sollen, sind wir oft unsicher und ängstlich. Wir sorgen uns, womöglich die falsche Entscheidung zu treffen, und malen uns in düstersten Farben aus, was geschehen könnte, wenn wir eine vermeintlich in die Irre führende Richtung einschlagen. Solange wir diesen Sorgen und Ängsten ständig neue Nahrung zuführen, finden wir den richtigen Weg aber erst recht nicht. Gegen so eine Situation hilft nur die Erkenntnis, dass wir auf diese Weise alles nur noch schlimmer machen. Indem wir in den gegenwärtigen Moment zurückkehren, uns auf unseren Körper besinnen und uns in ihm verankern, finden wir auch unser inneres Zuhause wieder – das uns auf den richtigen Weg zurückführt, wenn wir es nur zulassen und auf unsere gedanklichen Stippvisiten in der Zukunft verzichten.

Einst konnte ich mich nicht entscheiden, ob ich nach fünfzehn Jahren das Klosterleben aufgeben sollte oder nicht. Während dieser Zeit, immerhin auch mehreren Jahren, nahm ich in Massachusetts an verschiedenen Schweige-Retreats der Insight Meditation Society teil. Während dieser Klausuren, die zwischen sechs Wochen und drei Monaten dauerten, hielt ich mich die ganze Zeit über auf dem IMS-Gelände auf und bekam ich nichts von der Welt mit. Ich kam buchstäblich zu mir; in mein inneres Zuhause.

Die erste Meditation des Tages begann morgens um fünf in der großen Halle; die Stunden danach bestanden aus dreißig- bis sechzigminütigen Sitz- und Gehmeditationen, unterbrochen nur von der Mitarbeit im Haus, den Unterweisungen durch das Team und die köstlichen Mahlzeiten – was aber alles dazu diente, die Meditation noch mal auf den Punkt zu bringen. So gesehen waren meine einzigen nicht der formellen Praxis gewidmeten Zeiten eine kurze Pause nach dem Mittagessen und ein meist einstündiger zügiger Spaziergang durch die Wälder beziehungsweise ein Drei-Meilen-Rundweg im Hinterland, der immer mit Momenten der stillen Reflexion an einem einsamen See verbunden war. Das Schweigen und fast vollständige Fehlen sozialer Interaktion (mit Ausnahme des kurzen Treffens mit einer Lehrkraft alle paar Tage) gaben mir, weil ja auch keine Ablenkung vorhanden war, den Raum und die Zeit, mir selbst näherzukommen. Dieses Innehalten stellte für mich eine wichtige Erfahrung dar, die es mir erlaubte, genau hinzuschauen und meinem Bewusstsein die Zeit zu geben, die es brauchte, um seinen Weg zu finden.

Die Entscheidung, mich zur Nonne ordinieren zu lassen, hatte ich seinerzeit von ganzem Herzen als lebenslang bindend verstanden. Dass ich jetzt also etwas infrage stellte, von dem ich dachte, es würde mich durch mein ganzes Lebens tragen, empfand ich deshalb als schmerzhaft und verwirrend. In dieser Zeit des Umbruchs hatte ich keinen Schimmer mehr, wer ich eigentlich war und was aus mir werden sollte. Wie die Raupe, die sich vollkommen in ihrem Kokon auflösen muss, um zum Schmetterling werden zu können, steckte auch ich mitten in einem Entwicklungsprozess. Nachdem ich so lange immer genau gewusst hatte, wer ich war und wohin ich wollte, war ich nun völlig verunsichert. Ich suchte nach Antworten, nach Gewissheit.

Zu den Lehrkräften, mit denen ich mich während der IMS-Retreats unterhalten konnte, gehörte auch Joseph Goldstein. Als ich ihm erzählte, wie sehr ich darunter litt, jeglichen Boden unter den Füßen verloren zu haben, empfahl er mir *Weisheit des ungesicherten Lebens*[7]. In diesem Buch führt Alan Watts aus, dass wir für die zahlreichen Möglichkeiten, die das Leben bietet, so lange viel weniger offen sind, wie wir zu hundert Prozent wissen, was wir tun und vorhaben. Im Raum des Nichtwissens dagegen erwächst ein Riesenpotenzial; und wenn wir uns dorthin vorwagen, findet das Leben unzählige Varianten, sich zu entfalten. Statt dieser Ungewissheit aus dem Weg gehen zu wollen oder sie zu fürchten, können wir sie samt all den Gaben, die sie für uns bereithält, genauso gut willkommen heißen.

Was mir diese langen Schweige-Retreats gebracht haben, war nicht die Lösung des Dilemmas, ob ich Nonne bleiben sollte oder nicht, sondern ein Gefühl dafür, dass ich mich im Bereich des Nichtwissens zunehmend wohlfühlen konnte. Bei meinen IMS-Aufenthalten habe ich zuzulassen gelernt, dass das Samenkorn meiner Frage in den tieferen Schichten meines Bewusstseins zur Ruhe kommt. Inmitten des Nichtwissens, inmitten von unangenehmen Gefühlen und Verwirrung konnte ich Frieden, Freude und Wohlbehagen finden. Während sich meine alte Identität auflöste und irgendwo verlor, lernte ich, Angst und Widerständigkeit loszulassen.

Dadurch, dass ich das Tempo drosselte und beschloss, mich entspannt in der Ungewissheit zurückzulehnen, statt gegen sie anzukämpfen, konnte ich gerade in jenen Momenten Offenheit zulassen, die mich überforderten und sich anfühlten, als ginge gar nichts mehr. Solange wir ein- und ausatmen, uns vollkommen auf die Atmung fokussieren, den Körper spüren und allen physischen Empfindungen unsere gesamte Aufmerksamkeit widmen können, sind wir auch in der Lage, diesen Raum zu erschaffen. Wir können langsamer machen, sodass sich unser Nervensystem neu einstellt und zentriert. In der Außenwelt mag sich nicht viel ändern; was sich aber völlig wandelt, ist unsere Reaktion darauf. Sobald wir innehalten können, bietet sich uns die Chance auf etwas ganz anderes als Überforderung. Die Praxis des Pausierens beziehungsweise Innehaltens unterstützt das Saatkorn unserer Frage bei seinem Prozess der Reifung und Entwicklung zu ebenjener Lösung und Perspektive, die wir benötigen.

In gewisser Hinsicht ist unsere Kultur, unsere Gesellschaft in Auflösung begriffen. Wir sind kollektiv dabei, uns zu verpuppen, und die Strukturen, auf die wir zu vertrauen gelernt haben und mit denen wir uns identifizieren, brechen zusammen. Wir befinden uns im Kokon und haben keine Ahnung, wie die nächste Phase aussehen mag. Zu lernen, uns dem Ungewissen in unserem Leben zu überlassen, ist eine wesentliche Voraussetzung dafür, dass es uns kollektiv gelingen kann, diese Zeiten immer schnellerer Veränderungen, Um- und Zusammenbrüche gut zu überstehen.

MEDITATION

Entspannt zurücklehnen und auf das Unbekannte vertrauen

Nimm im Sitzen, Liegen oder Stehen eine bequeme Position ein. Verbinde dich mit deinem Körper und spür seinen Kontakt mit der Oberfläche deines Stuhls oder dem Fußboden. Lehn dich zurück und nimm die Unterstützung, die du so erhältst, bewusst wahr. – Mit jedem Ausatmen vertraut sich dein Körper dem Support der Erde noch ein bisschen mehr an.

Entspanne dein Gesicht, lockere die Stirn, die Muskeln rund um die Augen, das Kinn …

Deine Zunge liegt locker im Mund.

Sei dir deiner Schultern bewusst. Mit jedem Ausatmen werden sie etwas weicher.

Lenke deine Aufmerksamkeit in den Brust- und Bauchbereich. Beim nächsten Ausatmen entspannst du diese Körperregion noch etwas mehr.

Achte bewusst auf deine Arme und Hände. Mit dem nächsten Ausatmen werden sie ein wenig schwerer und lockerer.

Spür deine Beine und Füße. Beim Ausatmen entspannst du die Muskulatur so, dass sie geschmeidiger und flexibler wird.

Beim Ein- und Ausatmen spürst du jetzt deinen gesamten Körper; er wird weicher und weicher und gibt einen immer größeren Teil seines Gewichts an die Erde ab.

Führ dir jetzt eine Frage oder Herausforderung vor Augen, die dich gerade umtreibt – achte darauf, wie du dich dabei fühlst, und nimm gegebenenfalls den Impuls wahr, eine Antwort beziehungsweise einen Lösungsweg zu finden – ohne dir diese vorzustellen – betrachte deine Frage oder die Herausforderung, vor der du stehst, als Samenkorn, das du der Tiefe deines Geistes anvertraust – lass sie dort einfach ruhen, friedlich, ungestört – falls du sitzt oder stehst, kannst du dich auf das Ungewisse noch etwas mehr einlassen, indem du dich ganz leicht zurücklehnst – verbinde dich noch mal mit dem Gefühl, von der Erde gehalten zu werden – du kannst auf ihrer Oberfläche genauso ruhen wie deine Frage in der Tiefe deines Seins – und selbst wenn dir die Ungewissheit Angst macht – bestehen hier doch unendlich viele Möglichkeiten – hol ein paarmal tief Luft – spür deinen Körper, wie er zur Ruhe kommt, präsent wird – und gönne dem Samenkorn die Zeit, die es braucht, um zu einer Antwort heranzureifen – vertrau darauf, dass dir dein Bewusstsein zur rechten Zeit den Weg weisen wird.

Vielleicht möchtest du das achtsame Atmen auch mit den Worten

Der Buddha[8] *ist in mir.*
Ich habe Vertrauen.

üben.

Wenn du es als hilfreich empfindest, darfst du das Mantra auch mit deinem Atem kombinieren:

Beim Einatmen ist der Buddha in mir.
Beim Ausatmen fasse ich Vertrauen.

Die beiden Zeilen bedeuten nichts anderes, als dass die Fähigkeit des Erwachens in deiner Natur liegt. Darauf darfst du getrost vertrauen.

Atme und öffne dich deiner Fähigkeit, auch in einem Zustand der Unsicherheit präsent, weise, geduldig und gelassen zu sein. Das schaffst du!

Vertrauen, Resilienz, Weisheit liegen in meiner Natur.
Darauf kann ich mich verlassen.

Ich vertraue mich –
ich vertraue mich –
der Erde an –
der Erde an –
und sie vertraut auf mich.

Plum-Village-Lied

Im Alltag

Dieses Zurücklehnen kannst du auch in deinen Alltag einbringen. Sobald du merkst, dass du gedanklich in die Zukunft abschweifst, dich verspannst, dir versuchst vorzustellen, was alles auf dich zukommen könnte, und überlegst, was du tun kannst, allein oder mit anderen zusammen, dann lehn dich zurück – buchstäblich. Öffne deinen Brustraum, lass die Arme locker an den Seiten herunterhängen und beuge dich leicht nach hinten zurück. Diese Körperhaltung unterstützt dich dabei, innerlich zur Ruhe zu kommen, dich zu entspannen und loszulassen – und sei es nur einen Moment lang und gerade so weit, wie es dir möglich ist.

In unserem zweiten Kapitel haben wir gesehen, dass wir die großen Fragen unseres Lebens und alle Herausforderungen, mit denen wir konfrontiert werden, wie Samenkörner in der Tiefe unseres Geistes ruhen lassen können. Genährt werden diese Samen von täglichen Achtsamkeitsübungen und dem Vertrauen darauf, dass sie zur rechten Zeit von selbst aufgehen und uns sodann zeigen, wie wir mit unserer Frage oder Schwierigkeit am besten umgehen.

JOURNALING-ÜBUNG

Liegt dir eine wichtige Frage auf dem Herzen,
auf die du eine Antwort suchst?

Wie kannst du dein rationales Denken so weit
reduzieren, dass sich stattdessen dein tieferes
Bewusstsein dieser Frage annimmt und dir zu
entscheidenden Einsichten verhilft?

Kannst du darauf vertrauen, dass sich die Antwort
einstellen wird und dass du alles hast, was du
brauchst, damit die Saat heranreifen kann?

KAPITEL 3

DIE DINGE SO AKZEPTIEREN, WIE SIE SIND

Als Novize konnte ich nicht verstehen, weshalb der Buddha so ein wundervolles Lächeln zeigt, wo die Welt doch voller Leiden ist. Weshalb macht ihm all das Leiden nichts aus? Erst später fand ich heraus, dass der Buddha so viel Verständnis, innere Ruhe und Stärke besitzt, dass ihn das Leiden nicht überwältigt. Er ist in der Lage, dem Leiden zuzulächeln, denn er weiß, wie er damit umgehen muss und wie er es verwandeln kann. Wir müssen das Leiden erkennen, aber wir müssen dabei auch unsere Klarheit, Ruhe und Stärke behalten, damit wir die Situation verändern können. Ist Mitgefühl vorhanden, so brauchen wir nicht in Tränenfluten zu versinken. Es ist diese Haltung, die dem Buddha erlaubt, ein solches Lächeln zu zeigen.

Thich Nhat Hanh

Nimm das Leben ganz in deine Arme[9]

Was den Umgang mit Umbrüchen und Herausforderungen noch komplizierter macht, ist der Widerstand, den wir aufkommenden Veränderungen entgegenbringen. Vielleicht, weil wir denken, dass es im Leben so nicht laufen sollte. Dass wir bei genügend Planung, Vorbereitung, minutiös organisiertem Vorgehen und strikter Befolgung aller Regeln das Ruder in der Hand behalten könnten und alles ebenso glatt wie vorhersehbar ablaufen würde.

Umbrüche und Herausforderungen gehören nun aber mal dazu. Und sie sind weder falsch noch schlecht. In seiner grundlegenden Lehre von den Vier Edlen Wahrheiten erklärt uns der Buddha, dass das Leiden Bestandteil des Lebens und mithin unvermeidbar ist. Dies ist die erste der Edlen Wahrheiten. Sie anzuerkennen hilft, unser Leiden zu verringern. Wenn wir die Gegebenheiten akzeptieren und Störungen nicht für falsch oder schlecht halten, eröffnen sich uns enorme Freiheiten. Weil der Kampf gegen Windmühlen nun mal nicht funktioniert. Oder wie man auch sagt: »Wogegen du deinen Widerstand richtest, dem schaffst du Bestand.«

Thich Nhat Hanh schrieb einmal: »Wir brauchen das Leiden, um den Weg erkennen zu können. … Solange wir Angst haben, uns mit dem Leiden zu befassen, sind wir nicht in der Lage, den Weg zu sehen, der zu Frieden, Freude und Befreiung führt. Lauf nicht weg. Wende dich deinem Leiden zu und heiße es willkommen. Schließ Frieden mit ihm.«

Ich liebe die ursprünglich aus den USA stammende TV-Serie *This Is Us – Das ist Leben.* In einer Folge der vierten Staffel beschließt Rebecca Pearson, die Matriarchin der Familie, ihre kurz zuvor bekommene Alzheimer-Diagnose zu akzeptieren und sich nicht länger über den ihr bevorstehenden Verlust zu grämen, sondern das Leben so intensiv wie nur möglich zu genießen, solange es noch geht. Sie schließt Frieden mit ihrer Erkrankung und entscheidet sich dafür, die ihr verbleibende Zeit voll auszukosten.

Thay sagte oft: »Die wahren Praktizierenden sind nicht die, die nie leiden, sondern alle, die mit ihrem Leiden umzugehen wissen.« Unser Erfolg lässt sich sozusagen nicht daran bemessen, dass es in unserem Leben kein Auf und Ab mehr gibt, sondern daran, ob wir in der Lage sind, die Wellen zu reiten.

Ich wurde 1999 zur Novizin ordiniert. Zu der Zeit lebte ich mit den anderen weiblichen Laien schon ein Jahr lang in Plum Village und hatte dort meinen Raum, meine Freiheit. Irgendwie war ich davon ausgegangen, dass ich mit meiner Ordinierung zu einer engelsgleichen, total friedlichen und glücklichen Nonne werden würde. Als es dann aber so weit war, musste ich mit den anderen Schwestern auf viel engerem Raum zusammenleben, als ich es gewöhnt war. Und unter den Frauen gab es eine, die mir nicht angenehm war; der konnte ich nun nicht mehr aus dem Weg gehen. Wir trafen uns im Waschraum, in den Gemeinschaftsräumen und im Refektorium. Und plötzlich wurde mir klar, dass ich jetzt viel mehr litt und weit größeren Zorn mit mir herumschleppte als zu meiner Zeit als Laiin. Dabei hatte ich doch gedacht, dass es genau umgekehrt sein würde! Zuerst wehrte ich diese neue Entwicklung dadurch ab, dass ich dachte, mit mir wäre etwas nicht in Ordnung. Dann jedoch wurde mir klar, dass ich genau deshalb ordiniert worden war: damit solche schwierigen Emotionen aufkamen und ich sie klar erkennen und lernen konnte, mit ihnen umzugehen. Wären sie nicht entstanden, hätte ich nicht mit ihnen arbeiten und mich ihrer auch nicht annehmen können. An die Stelle meines Bildes von einem klösterlichen Leben ohne jeden Schmerz trat bald die Wirklichkeit eines Lebens, das mir reichlich Gelegenheit gab, mich in Achtsamkeit zu üben – und zwar nicht, indem ich meinem Leiden auswich, sondern dadurch, dass ich lernte, gut mit ihm umzugehen.

Dasselbe, habe ich festgestellt, trifft auch auf mein neues Leben nach dem Kloster zu. Eine feste Liebesbeziehung, ein schönes, komfortables Zuhause sowie ein erfüllender und sinnvoller Beruf sind alles Dinge, für die ich unendlich dankbar bin. Aber trotzdem kann ich den vielen Aspekten an mir, die ich noch begreifen und transformieren muss, nicht ausweichen. Innere wie äußere Schwierigkeiten gehören auch jetzt noch zu den Tatsachen des Lebens. Mich ihnen zu öffnen, statt sie als falsch zu verurteilen, verhilft mir zu größerer Leichtigkeit.

Als besonders befreiend erweist sich diese Haltung der Akzeptanz, wenn sie nicht nur unserem persönlichen Leiden gilt, sondern sich auch auf das Elend der Welt erstreckt. Als frischgebackene Nonne habe ich einmal eine der klassischen geleiteten Plum-Village-Meditationen gemacht. Nachdem ich am letzten Punkt angelangt war – »Beim Einatmen bin ich ganz im jetzigen Moment; beim Ausatmen ist mir bewusst, wie wunderbar dieser Moment ist« –, stutzte ich auf einmal. Denn wie konnte ich angesichts all der

Gewalt, des Hasses, der Ungleichheit und vieler durchaus vermeidbarer Tragödien überall auf der Welt guten Gewissens von diesem Moment behaupten, er sei wunderbar? In dem Augenblick schlug bei mir die Stunde der Wahrheit: Nachdem ich diese Meditation schon einige Jahre praktiziert hatte, wurde mir bewusst, dass mir ihre tiefere Bedeutung bislang immer entgangen war.

Und während ich mich in das Thema versenkte, erkannte ich, dass es bei allem Leiden und allem Elend in jedem Moment auch viele Menschen gibt, die andere unterstützen. Dass sich zahllose mitfühlende Herzen öffnen, um das Leid zu lindern, Menschen und Tieren zu helfen, Wissen weiterzugeben und neue Möglichkeiten aufzuzeigen. Mutige Männer und Frauen stehen allenthalben für ihre Ansichten ein, schützen die Meere, säubern Flüsse und Strände, vertreten die Interessen der Unterdrückten. Überall auf der Welt erledigen sie stillschweigend all die Dinge, die sonst niemand tun will: Sie kümmern sich um vergessene Menschen, Orte, indem sie tun, was getan werden muss.

Als ich mich auf diesen Teil des Gesamtbilds fokussierte, erkannte ich auch, dass der gegenwärtige Moment tatsächlich viel Wunderbares hat. Und mir wurde klar, dass das Schöne keineswegs erst auf den Plan treten kann, nachdem das Leiden verschwunden ist – weil sich das Leben nun einmal aus all diesen verschiedenen Facetten zusammensetzt. Es war ein Moment der Akzeptanz und Inklusion, der Einschließlichkeit. Mit einem Mal konnte ich mich für das Ganze öffnen, für all die Widersprüchlichkeiten. So ist sie eben, die Wirklichkeit: Sie besteht nicht nur aus Terror und Schmerz, sondern auch aus viel Liebe und großer Weisheit. All das ist im Spiel – nebeneinander, in ein und demselben Moment.

Ein bekannter Lehrsatz lautet: »Schmerzen sind unvermeidlich, aber das Leiden ist optional.« Und so ist es ja auch. Wir alle haben haben unsere Schwierigkeiten; daran führt kein Weg vorbei. Doch wie wir auf sie reagieren – das entscheiden wir selbst. Stellt sich ein Schmerz ein, erklärte der Buddha, ist es, als würden wir von einem Pfeil getroffen; doch wenn wir uns gegen den Schmerz wehren, uns in Vorwürfen und Verurteilungen verlieren, ist das wie ein zweiter Pfeil, den wir in unsere eigene Wunde schießen – und der schmerzt viel mehr als der erste.

Der berühmte thailändische Waldmönch und spirituelle Lehrer Ajahn Chah fragte seine Schüler eines Tages, als sie gerade an einem großen Felsbrocken vorbeikamen: »Was glaubt ihr: ob dieser Fels wohl schwer ist?«

»Allerdings!«, antworteten die jungen Männer. »Extrem schwer.«

Und Ajahn Chah gab zurück: »Aber nur, wenn ihr versucht, ihn anzuheben.«

Sobald wir aufhören, uns gegen die Herausforderungen unseres Lebens zu wehren, verzichten wir darauf, unnötig Felsbrocken anzuheben. Wann immer wir etwas verbessern können, sollten wir es tun, und zwar ohne uns zu beschweren, zu beurteilen oder jemandem Schuld zuzuweisen. Und wenn wir nichts verändern können? Dann können wir wenigstens lernen, die Gegebenheiten zu akzeptieren. Shantideva, ebenfalls ein berühmter buddhistischer Mönch, ein Gelehrter aus dem achten Jahrhundert in Indien, drückte es so aus: »Warum dich sorgen, wenn du etwas dagegen tun kannst? Und warum dich sorgen, wenn du *nichts* dagegen tun kannst?«

Kittisaro, Lehrer in der Vipassana-Tradition und einer meiner Mentoren, äußerte sich in einem Interview, das das buddhistische *Sun*-Magazin mit ihm über sein Leben geführt hat, zum Thema Akzeptanz unter schwierigen Umständen:

> Freiwillig hätte ich mir das Kranksein kaum als Lehrerin ausgesucht, aber das lag nicht in meiner Macht. Bis zu einem gewissen Punkt hatte ich letztlich alles, was ich erreichen wollte, mit schierer Willenskraft, Fleiß und Beharrlichkeit realisieren können; hatte mir die Umstände meinen Wünschen entsprechend zurechtbiegen können. Mein Ichgefühl war eng an meine Erfolge gekoppelt.
>
> Dann hatte ich jahrelang mit chronischen Schmerzen zu tun, mit bodenloser Schwäche, Verdauungsstörungen, inneren Blutungen und so weiter. Obwohl ich viele Ärzte und Heiler aufsuchte und endlose Therapien über mich ergehen ließ, konnte ich die Krankheit nicht besiegen. Unfähig, an den normalen Abläufen im Kloster teilzunehmen, fühlte ich mich wie ein totaler Versager. Doch glücklicherweise lehrte der Buddha ja, dass es sich bei Krankheit, Alter und Tod um himmlische Boten

handelt – und dass die Leugnung dieser Wahrheiten zu Leiden führt. Meine Erkrankung lehrte mich, wie man stirbt. Oder anders ausgedrückt: Sie brachte mir bei, alles zu akzeptieren, woran ich nichts ändern kann, und mit körperlichen beziehungsweise psychischen Schmerzen und Irritationen Frieden zu schließen. Mein Aufnahmevermögen für Leid wurde tiefer – und in Momenten, in denen ich mir nicht selber leidtat oder mir ein anderes Leben wünschte, entdeckte ich, dass ein bestimmter Teil von uns nie krank ist und nie stirbt. Diese unnachgiebige Erkrankung, die sich schlicht weigerte, meine Befehle zu befolgen, hatte mich in eine Situation gebracht, in der ich alles verlor, was mich meiner Meinung nach ausmachte. Dann fand ich heraus, was bleibt. Und entdeckte, dass uns dies niemand wegnehmen kann.[10]

Angesichts von Ungewissheit können wir weicher und milder werden. Akzeptanz ist eine tiefgreifende Übung in Hingabe, Loslassen und Nachgiebigkeit – das krasse Gegenteil von Widerstand und Anspannung. Fühl dich eingeladen, dies anhand einer Körperübung gleich einmal zu üben: Gibt es etwas, was du jetzt gerade wegdrückst – anstatt in dieser Hinsicht weicher und annehmender zu werden?

MEDITATION

Die Dinge akzeptieren, wie sie sind

Lass uns die Übung damit beginnen, dass du eine bequeme, aber dennoch würdevolle Position einnimmst.

Nimm wirklich deinen Platz ein, mach den Moment wirklich zu deinem eigenen. Sollten irgendwelche Anteile von dir noch woanders sein, in einer anderen Zeit, sei es Zukunft oder Vergangenheit, lade sie jetzt ein zurückzukommen. Wir sind ganz im Hier, sind ganz im Jetzt. Lass dich darauf ein. Bei all dem Durcheinander, das in deinem Leben herrschen mag, kannst du doch immer noch ein- und ausatmen, präsent sein, dich sammeln.

Spür den Kontakt deines Körpers mit dem Boden – an den Fußsohlen oder den Hinterseiten deiner Beine. Und mach dir bewusst, dass du in diesem Moment von der Erde gestützt wirst.

Lass den Atem natürlich fließen. Nimm wahr, wie die Luft in dich einfließt und was genau beim Einatmen geschieht. Und spür, wie auch das Ausatmen ganz natürlich vonstattengeht.

Beim Einatmen: dir deines Körpers bewusst.
Beim Ausatmen: Der Körper darf sich entspannen, beruhigen.
Dir deines Körpers bewusst beim Einatmen. Beim Ausatmen darf sich der Körper beruhigen.

⁀

Sobald du bemerkst, dass dein Geist abschweift, denkt, plant, wenn sich Sorgen einstellen, nimm dies einfach zur Kenntnis, ganz in dem Bewusstsein, dass du dich später wieder auf deine Gedanken fokussieren kannst – und komm dann in den gegenwärtigen Augenblick zurück.

Atme ein und werde dir der Tatsache bewusst, dass dieser Moment vollauf genügt; dass alles, was wir brauchen, bereits da ist. Beim Ausatmen übst du dich darin, das Leben genau so zu akzeptieren, wie es sich im gegebenen Moment darstellt. Alles ist, wie es ist. *Ein* atmest du ein Gefühl von Genügen, von Zufriedenheit, ein Gefühl, dass im Hier und Jetzt alles gut ist und wir darüber hinaus nichts benötigen. *Aus* atmest du die Akzeptanz der Dinge, so wie sie sind.

Genügen einatmen, Akzeptanz ausatmen …

⁀

Solltest du dich gerade besonders wagemutig fühlen, möchtest du den bewussten Atem vielleicht mit folgenden Worten verbinden:

Beim Einatmen halte ich im gegenwärtigen Moment inne. Beim Ausatmen erkenne ich, dass dies ein wunderbarer Moment ist. Gegenwärtiger Augenblick, wunderbarer Moment.

Nimm den Reichtum des Lebens in dich auf, die mannigfaltigen Wahrheiten dieses Moments. Freu dich inmitten aller Schwierigkeiten und des ganzen Leidens an allem Schönen und Wunderbaren.

Wir üben uns in der Akzeptanz unserer gegenwärtigen Situation, so wie sie ist, völlig unabhängig von allem Unangenehmen, von Unbehagen, Leiden, Verlust oder Schmerz.

Statt uns dagegen zu wehren oder etwas wegzuschieben, können wir uns diesen Empfindungen öffnen. Und schon beginnt der Schmerz nachzulassen. Lass deinen Körper alle gerade vorhandenen Widerstände, Spannungen, Schuldzuweisungen oder Verurteilungen auf- beziehungsweise erweichen. Wir nehmen die Dinge an, so wie sie sind – und schießen keinen zweiten Pfeil auf uns ab.

Stiller Freund der vielen Fernen, fühle,
wie dein Atem noch den Raum vermehrt.
Im Gebälk der finstern Glockenstühle
lass dich läuten. Das, was an dir zehrt,
wird ein Starkes über dieser Nahrung.
Geh in der Verwandlung aus und ein.
Was ist deine leidendste Erfahrung?
Ist dir Trinken bitter, werde Wein.

Rainer Maria Rilke[11]

Im Alltag
Diese Akzeptanz lässt sich dadurch in den Alltag integrieren, dass wir üben, den ersten Pfeil (den in einer problematischen Erfahrung entstehenden Schmerz) vom zweiten zu unterscheiden, also dem Leiden, das sich aus dem Widerstand ergibt. Wann immer du auf eine Herausforderung stößt – zum Beispiel Enttäuschung, Einsamkeit, Krankheit oder Verlust erfährst –, kannst du versuchen, dich ihr aus einer Haltung der Akzeptanz heraus zu öffnen, statt sie wegzudrücken. So kannst du vermeiden, den zweiten Pfeil abzuschießen: Verurteilung, Schuldzuweisung, Gejammer.

Solltest du bemerken, dass sich dein Körper vor lauter Widerstand anspannt und versteift, kannst du versuchen, ihn zu lockern.

In unserer dritten Lektion haben wir die Möglichkeiten ausgelotet, auf eine Herausforderung mit Akzeptanz zu reagieren – indem wir dem Schmerz nicht aus dem Weg gehen, sondern lernen, uns ihm zu öffnen. Dabei haben wir geübt, uns auf die Erfahrung einzulassen und sie genau so anzunehmen, wie sie ist.

JOURNALING-ÜBUNG

Wie reagierst du normalerweise, wenn der erste Pfeil – Schmerz oder ein Problem – dich trifft?

Auf welche Art würdest du am liebsten damit umgehen können?

Was könnte dir dabei helfen, dein Verhalten entsprechend zu verändern?

Hast du schon einmal damit experimentiert, das Problem zu akzeptieren beziehungsweise dich ihm zu öffnen? – Und wie war das für dich?

KAPITEL 4

DEN STURM ÜBERSTEHEN

Ich selbst muss mich so lieben und respektieren, als hinge mein gesamtes Leben von meiner Eigenliebe und dem Respekt ab, den ich mir entgegenbringe.

June Jordan

Die meisten von uns bewegen sich ohne Fußfesseln und sind doch nicht frei. Bedauern und Kummer aus der Vergangenheit halten uns gefangen. Wir kehren immer wieder zu Vergangenem zurück und leiden darunter. Die Vergangenheit ist ein Gefängnis.
Doch nun haben Sie den Schlüssel in der Hand, um die Tür aufzuschließen und im gegenwärtigen Moment anzukommen. Sie atmen ein, verbinden Ihren Geist mit Ihrem Körper, machen einen Schritt und kommen im Hier und Jetzt an.

Thich Nhat Hanh, Einfach gehen[12]

In meinen letzten Jahren als Nonne in der Plum-Village-Community stürzte mich die Frage, was ich mit meinem Leben anstellen sollte, in eine echte existenzielle Krise. Wie schon erwähnt, schlug ich mich zu der Zeit mit der schwierigen Frage herum, ob ich das Kloster verlassen sollte oder nicht. Bis dato war mein gesamtes Erwachsenenleben von einer eindeutigen Identität geprägt worden, der Rolle als ältere Schwester der Community.

Dachte ich jetzt an eine Zukunft außerhalb des Klosters, sah ich keinen klaren Weg vor mir, keinen Job, keine Beziehung, keine Gemeinschaft, keine Wohnung, nicht die geringste Sicherheit. Und doch konnte ich die Roben nicht einfach anbehalten, nur weil es bequem und vertraut war. Irgendetwas zupfte an mir. Und ich konnte es nicht ignorieren.

Zu der Zeit lebte ich im EIAB (Europäisches Institut für angewandten Buddhismus) in Deutschland, und bald sollten zwei große Retreats mit je etwa eintausend Teilnehmer*innen ausgerichtet werden. Zuvor hatte ich mich bei der Organisation dieser alljährlich stattfindenden Klausuren immer sehr engagiert. Dies traute ich mir nun nicht mehr zu – zu unsicher war ich mir des Pfades, den ich künftig einschlagen würde. Also fragte ich meine Mitschwestern, ob ich mich während der Retreats in unserem französischen Kloster Plum Village aufhalten dürfe. Da sie das für keine gute Idee hielten, baten sie mich, Thay persönlich zu fragen.

Also tat ich das und sagte zu ihm: »Ich habe innerlich gerade keinerlei Freiraum und fühle mich nicht gerade in der Lage, während der Retreats hierzubleiben. Irgendwie wäre das alles too much für mich.« Er hörte mir gut zu, wie er es immer tat, und entgegnete dann: »Ja, ich verstehe alles, was du sagst, und trotzdem kannst du hierbleiben.«

Womit er sagen wollte: Trotzdem bist du imstande hierzubleiben.

Das überzeugte mich noch nicht: »Aber in mir ist eine solche Enge. Ich fühle mich total an die Wand gedrückt.«

Worauf er antwortete: »Das ist genau der richtige Moment, um sich auf die Grundübungen des achtsamen Sitzens, Atmens und bewussten Gehens zu besinnen. Immer wenn du gehst, weißt du, dass du diesen Schritt tust; wenn du einen Atemzug machst, weißt du, dass du diesen Atemzug machst.«

Noch während er sprach, begann ich mich zu entspannen und erkannte, dass er recht hatte. Ihm war an mir eine Fähigkeit aufgefallen, die ich selbst nicht wahrnehmen konnte. Und mir wurde klar, dass ich tatsächlich während der Retreats hierbleiben konnte. Er erklärte mir, dass ich ja nicht in der ersten Reihe sein, mich nicht exponieren müsse, dass ich also keine Gruppe leiten oder Ansagen und zu machen bräuchte, sondern einfach nur da sein könne, in der Gemeinschaft.

Ich war bereit, es auf einen Versuch ankommen zu lassen.

Danach wurde alles viel einfacher. Mit seiner Lektion hatte mir Thay ein großes Geschenk gemacht. Dass er mir die Basisübungen des achtsamen Gehens und Atmens in Erinnerung gerufen hatte, half mir, die Retreats durchzustehen. Und die Erfahrungen, die ich dabei machte, waren rundum stärkend und positiv. Im ersten Retreat hatte ich keine größere Verantwortung, nahm aber an allen Aktivitäten teil und fühlte mich von der Energie der Community getragen. Bei der zweiten Gelegenheit war ich dann sogar bereit, eine Gruppe zu leiten. Ich spürte, wie gut es tut, Teil einer Menge von Menschen zu sein, die sich in Achtsamkeit üben, und stellte fest, dass ich tatsächlich in der Lage war, durchzuhalten und sogar in Zeiten der Krise und Verwirrung in meiner Mitte zu bleiben. Das alles hätte ich nie über mich erfahren, wäre ich vor der Situation davongelaufen.

Mithilfe dieser einen Grundübung der Fokussierung auf das Hier und Jetzt können wir Gefühle der Überforderung bewältigen. Denn die Ursache der Überforderung und des ganzen Stresses, den wir haben, sind ja unsere Zukunftsängste. Im Hier und Jetzt aber, im gegenwärtigen Moment, sind wir in der Lage, die Angst zu erkennen und sie zuzulassen, ohne von ihr übermannt zu werden. Es herrscht Nicht-Angst, und mit ihr können wir uns verbinden. Wenn wir davonlaufen, übernimmt die Angst das Ruder. Gelingt es uns jedoch innezuhalten, haben wir die Chance, mit etwas anderem als Überforderung in Kontakt zu kommen.

Deshalb lade ich uns alle ein, gemeinsam die Basisübungen zu machen, an die mich Thay in jener für mich so stürmischen Zeit in Deutschland wieder erinnert hat. Beginnen wir mit der Bauchatmung.

Stell dir einen großen Baum im Sturm vor. Die Spitze wogt wild im Wind. Aber wenn du nach unten zum Stamm schaust, steht der reglos und sehr stabil da. Nicht anders verhält es sich mit uns Menschen. In Zeiten emotionalen

Aufruhrs ist es gefährlich, in den oberen Zweigen zu verbleiben; auf der Ebene des Verstands. Führen wir ängstlichen, wütenden oder verzweifelten Gedanken neue Nahrung zu, kommen wir in Teufels Küche. Stattdessen können wir uns auf unseren robusten, stabilen Stamm fokussieren: den Bauch. So bringen wir uns in Sicherheit. Wir lenken unsere gesamte Aufmerksamkeit auf unseren Bauch und verfangen uns so nicht in den oberen Regionen des denkenden Verstands. Wenigstens nicht, bis sich der Sturm gelegt hat und die Äste des Baumes zur Ruhe gekommen sind.

MEDITATION

Bauchatmung

Probieren wir's doch mal: Such dir auf dem Boden oder deinem Bett ein Plätzchen, an dem du bequem auf dem Rücken liegen kannst. Hilfreich könnte es sein, wenn du dir etwas auf den Bauch legst – allerdings nur, wenn es dir angenehm ist; vielleicht ein dickes Buch, eine Pfundpackung Reis, eine Flasche mit warmem Wasser oder ein schweres Kissen.

Diese Übung ist tatsächlich im Liegen am einfachsten. Du kannst sie aber auch ohne Gewicht im Sitzen oder Stehen durchführen.

Du beginnst damit, dass du deine Atembewegungen beobachtest und spürst: ein – und aus. Nimm wahr, wie sich dein Bauch beim Einatmen ausdehnt und dann beim Ausatmen wieder absinkt. Achte nur auf das Auf und Ab deines Bauches. Auf und ab. Auf und ab.

Falls sich dein Geist von Gedanken oder starken Emotionen einfangen lässt, lenkst du ihn sanft wieder auf das Sich-Heben-und-Senken in deiner Körpermitte zurück. Der Bauch hebt und senkt sich. Das ist alles. Mehr nicht. Der durch das Gewicht auf deinem Leib verstärkte Druck erleichtert die Fokussierung auf das wellenförmige Auf und Ab deines Bauches. Beim Einatmen rollt die Welle auf dich zu, beim Ausatmen entfernt sie sich wieder. Sie rollt auf dich zu – und entfernt sich wieder – ein – und aus. – Bleib noch einen Moment (so lange wie nötig) dabei, bis der Sturm weitergezogen ist.

Und sobald du bereit bist, kehrst du wieder in den gegenwärtigen Moment zurück.

Diese Übung ist auch für junge Menschen gut geeignet – Kinder, Teenager und junge Erwachsene. In Krisenzeiten kann sie sich als ausgesprochen hilfreich erweisen. Ich weiß sogar von einigen, die behaupten, sie hätte ihnen das Leben gerettet.

Die nächste Übung, die wir machen, ist das achtsame Gehen beziehungsweise Sich-Fortbewegen.

Als ich sie mit dreiundzwanzig kennenlernte, hatte ich das Gefühl, nie zuvor einen Schritt vor den anderen gesetzt zu haben. Ich war immer in Eile gewesen, weil ich immer irgendwo hingewollt hatte – oder hatte mich statt auf meinen Körper auf die Dinge fokussiert, die mir im Kopf herumgingen. Jetzt lernte ich, jeden Schritt mit Bedacht zu gehen – und dabei wurde ich quicklebendig. Ich sah auf meinem Weg ein Blümchen und wusste, dass es mir zulächelte! Mir blieb gar nichts anderes übrig, als zurückzulächeln. Endlich konnte ich das Geschenk annehmen, das es mir schon lange hatte machen wollen. Denn nach all der Zeit war ich nun wirklich und wahrhaftig präsent.

Auch die Übung der achtsamen Fortbewegung lässt sich in vielen schwierigen Situationen anwenden. Ich weiß zum Beispiel von einer Familie mit kleinen Kindern, die in einem Sabbatjahr viele verschiedene Länder bereiste. Wie man sich vorstellen kann, stellten lange Flüge eine echte Herausforderung dar. Sobald das jüngste Kind anfing zu schreien, nahm der Vater das Baby auf und übte sich im Gang zwischen den Sitzreihen im achtsamen Gehen. Auf diese Weise beruhigte er nicht nur das Kind, sondern auch sich selbst, und so kamen beide gut mit der heiklen Situation klar. Wie Thay einmal erzählte, praktizierte er das achtsame Gehen gegen die Depression, in die er nach seinen gescheiterten Bemühungen um Beendigung des Vietnamkriegs und dem Verlust so vieler Freunde und Schüler gestürzt war. Durch täglich mehrstündiges achtsames Gehen habe er, wie er berichtete, seine Depression schließlich überwinden können.

MEDITATION

Achtsames Gehen beziehungsweise Sich-Fortbewegen
Du kannst diese Übung auch in einem Rollstuhl oder mit einer anderen Mobilitätshilfe durchführen.

Wenn wir uns achtsam bewegen, dann tun wir das in einem etwas geringeren Tempo als sonst und lenken zunächst die gesamte Aufmerksamkeit auf und in den Körper. Entweder in die Fußsohlen, wobei wir den Kontakt unserer Füße mit dem Boden spüren; oder aber wir fokussieren uns auf den Kontakt von Körper und Rollstuhl. Mit jeder Bewegung oder jedem Schritt kommen wir mehr zur Ruhe. Wir rasen nicht in die Zukunft, sondern lehnen uns in diesen Moment zurück – wie wir es im zweiten Kapitel geübt haben. Unsere gesamte Aufmerksamkeit gilt dem gegenwärtigen Augenblick. Dem Hier und Jetzt.

Such dir ein Plätzchen in der Wohnung oder im Freien, an dem du dich circa fünf, sechs Meter vor- und zurückbewegen kannst. Die folgende Übungsanleitung für bewegungseingeschränkte Personen stammt von meiner Freundin Amana Brembry Johnson. Die wiederum verdankt sie Matthew Huston, einem Spezialisten für die Verbesserung der Mobilität in diesem Bereich:

Achte, während du dich fortbewegst, auf den Boden unter den Rädern. Ist er glatt oder grob? Eben oder leicht schräg? Registriere die Unterschiede, wenn du dich zum Beispiel auf glattem Beton, Kopfsteinpflaster, Gras oder über Einschnitte im Beton bewegst. Mach dir den eventuellen Übergang von Teppichboden zu einer harten Oberfläche bewusst oder etwa auch das Knirschen von Steinchen unter den Reifen.
Wie verändert sich das Geräusch der Räder je nach Oberfläche? Wie unterschiedlich wirkt sich die Schwerkraft bei Steigung und Gefälle aus? Welche Erfahrungen machst du im Ablauf der Bewegungen sonst noch?[13]

Bewegst du dich gehend fort, nimm dir zunächst Zeit, eine dir angenehme Position im Stehen zu finden. Spür deine Füße auf dem Boden. Und dann geh ein paar Schritte – langsam, bewusst – spür all die Bewegungen, die für so einen Schritt nötig sind – spür, wie du das Gewicht von einem Fuß auf den anderen verlagerst – wie du es schaffst, das Gleichgewicht zu halten – achte darauf, wie sich dein Körper im Raum verhält – entspann dich und genieß deine Schritte.

Wir wollen nirgendwohin, wollen lediglich im gegenwärtigen Moment sein.

Wenn du magst, kannst du Atmung und Bewegungen aufeinander abstimmen – dich beim Einatmen ein paar Schritte oder auch nur einige Zentimeter fortbewegen, dann ausatmen und gleichzeitig weitere Schritte oder Zentimeter gehen. – Genauso gut kannst du beim Einatmen

»Ein« sagen und einen Schritt machen, dann beim Ausatmen »Aus« sagen und den nächsten Schritt gehen.

Gestatte deinem Körper, sich mit jedem deiner Schritte, mit jedem Moment etwas mehr zu entspannen.

Verbinde dich mit dem Boden, fühl dich geerdet.

Mit jedem deiner Schritte küsst du sozusagen die Erde – durch den Kontakt zwischen Körper beziehungsweise Rollstuhl und Boden – genießt die Erde in ihrer ganzen Einzigartigkeit – würdigst den Umstand, dass wir überhaupt eine Erde haben, auf der wir uns bewegen können. Schenkst unserem Planeten ein sanftes Lächeln, prägst ihm mit jeder Bewegung deiner Räder, mit jedem Schritt deine Zärtlichkeit, Friedfertigkeit und Freiheit ein.

Sollten sich Gedanken und Sorgen einstellen, nimm sie zur Kenntnis und lenke deine Aufmerksamkeit danach gleich wieder auf den Kontakt mit der Erde zurück. – Sollte sich die Last, die du schultern musst, als zu schwer für dich erweisen, kannst du ein paar Schritte gehen und die Erde bitten, dir beim Tragen zu helfen. Denn du bist nicht allein; bei jeder Bewegung, die du machst, kann der Planet dich unterstützen und dir einen Teil deiner Bürde abnehmen.

Sobald du dazu bereit bist, darfst du die Bewegung wieder einstellen. Deinen Körper aber spür weiterhin, sei es im Rollstuhl, sei es stehend. Atme ein, atme aus, bleib mit der Erde verbunden, ganz hier an diesem Ort und im Jetzt, dem gegenwärtigen Moment.

Gut gemacht!

Beim Einatmen besuche ich die Insel
in meinem Inneren.
Auf dieser Insel stehen schöne Bäume,
die Bäche dort führen klares Wasser,
Vögel singen,
die Sonne scheint, und die Luft ist frisch.
Beim Ausatmen fühle ich mich sicher.
Meine Insel kann ich immer wieder besuchen.

»The Island Within«, Plum-Village-Lied

Im Alltag

Gerade für den Alltag ist die achtsame Fortbewegung eine kraftvolle Übung. Vielleicht nimmst du dir am besten eine kurze Strecke vor, die du Tag für Tag zurücklegst, etwa von deiner Haustür zur Straße oder vom Schlafzimmer ins Bad. Sei dir jeder deiner Bewegungen beziehungsweise aller Schritte bewusst, die du gehst. Mach diese kurzen Momente zu einer Auszeit vom üblichen Strom deiner Gedanken, Pläne und Sorgen, und genieß die Verbundenheit mit dem Wunder und der Körperlichkeit jeder deiner Regungen.

In unserem vierten Kapitel haben wir uns mit der Frage befasst, wie wir, auch wenn wir glauben, dass wir an unsere Grenze gelangt sind, genügend Selbstvertrauen aufbringen können, um durchzuhalten und weiterzumachen. Außerdem haben wir mithilfe zweier Übungen – Bauchatmung und achtsames Gehen beziehungsweise Sich-Fortbewegen – gelernt, wie wir die Stürme unserer herausfordernden Zeit gut überstehen können.

JOURNALING-ÜBUNG

Was hat dir in deinem Leben bisher am besten geholfen, schwierige Phasen zu überstehen?

Welche Erfahrungen hast du mit den beiden Meditationen – Bauchatmung und achtsames Gehen/Dich-Fortbewegen – gemacht, die wir in diesem Kapitel besprochen haben?

Welche der beiden Übungen, glaubst du, kann dir in stürmischen Zeiten oder in Phasen, in denen du dich überfordert fühlst, am besten helfen?

KAPITEL 5

VOM UMGANG MIT STARKEN EMOTIONEN

> Wir sollten uns daran erinnern, dass Leid der Schlamm ist, den wir benötigen, um Freude und Glück entstehen zu lassen. Ohne Leid gibt es kein Glück. Deswegen sollten wir unserem Leid vorbehaltlos begegnen. Wir sollten lernen, wie wir unser eigenes Leid und das der Welt mit großer Zärtlichkeit umarmen und halten können.
>
> *Thich Nhat Hanh*
>
> Ohne Schlamm kein Lotos[14]

> Die Wurzel aller Ängste ist die Angst vor unseren schmerzlichen Emotionen.
>
> *Lama John Makransky*

Die buddhistische Psychologie gliedert das menschliche Bewusstsein in zwei Schichten: Die obere ist das Geistbewusstsein, also unser Verstand, und die untere das Speicherbewusstsein, das sich mit dem Unbewussten der westlichen Psychologie vergleichen lässt. Es heißt so, weil darin die als Saatkörner beschriebenen Potenziale unserer verschiedenen Gemütszustände eingelagert sind, die in der Tiefe unseres Geistes ruhen. Dieses Speicherbewusstsein enthält viele Arten von Samen; einige davon sind hilfreich, wie zum Beispiel Achtsamkeit, Großherzigkeit oder Versöhnlichkeit, und andere – etwa Gier, Ignoranz, Hass – ganz und gar nicht. Solche unterschiedlichen Saaten haben wir alle in uns.

Man kann sich die beiden Schichten auch als Wohnzimmer (Geistbewusstsein) und Keller (Speicherbewusstsein) vorstellen. Wird nun im Untergeschoss ein Samenkorn gewässert, steigt es als aktivierter Gemütszustand ins Geistbewusstsein auf, dämmert also nicht länger vor sich hin, sondern ist imstande, auf unseren Körper, unser Handeln und sogar die Physiologie einzuwirken.

Mit einem Mal haben wir da also einen Gast im Wohnzimmer. Und der kann je nach seiner Beschaffenheit den Raum verändern – ihn angenehm und kuschelig machen oder aber unangenehm und spannungsgeladen.

Ein Beispiel: Wird der Samen des *Zorns* gewässert, beendet er seinen Schlafzustand und entwickelt sich zum Gemütszustand, zur Energie des Zorns. Dann wird uns ganz heiß, wir fühlen uns beklommen, und vielleicht werden auch die Extremitäten mehr durchblutet. All das bereitet uns auf die Kampf-oder-Flucht-Reaktion vor. Wenn wir in dieser Verfassung nicht gut aufpassen, dann denken, sagen und tun wir Dinge, in denen sich unsere Gereiztheit und unser Zorn Bahn brechen – was wir hinterher oft bereuen.

Mit jeder Minute, in der wir Zorn empfinden oder ausleben, wächst sein Samen im Keller ein kleines bisschen mehr. Geschieht dann etwas, was bei uns Zorn auslöst, schießt er noch schneller empor, ist noch intensiver als beim letzten Mal und hält sich länger im Wohnzimmer auf. Solange wir zulassen, dass dieser Samen von uns selbst oder unserem Umfeld bewässert wird, verharren wir in einem toxischen Kreislauf, der die Saat Tag für Tag ein bisschen mehr aufgehen lässt. Und bald verlieren wir auch schon bei Kleinigkeiten, die uns vor Kurzem noch ungerührt ließen, die Nerven. Das aber schadet Körper und Geist. Denn für einen solchen Stress ist unser Nervensystem einfach nicht angelegt.

Doch zum Glück befindet sich bei uns im Keller – im Speicherbewusstsein – ja auch der Samen der Achtsamkeit, den wir aktivieren können, wann immer wir wollen. Denn er ist konstant da, steht uns jederzeit zur Verfügung. Ein achtsamer Atemzug oder ein bewusst vor den anderen gesetzter Fuß genügt schon, um den Samen derart wachsen zu lassen, dass er sich als Energie der Achtsamkeit in unserem Wohnzimmer niederlassen kann. Auf Körper und Geist wirkt sich diese Energie ausgesprochen wohltuend aus; zudem bringt sie Aufmerksamkeit, Freundlichkeit und Wissbegier in unser Leben.

Schmerzliche Emotionen wie Zorn oder Scham werden von uns oft entweder unterdrückt, indem wir sie zu vermeiden suchen und so tun, als gäbe es sie nicht, oder ihnen wird freier Lauf gelassen – mit der Folge, dass sie alles an sich reißen und unser Wohnzimmer besetzen. Doch weder der eine noch der andere Ansatz kann helfen, diese Emotionen beziehungsweise Gemütszustände im Kern – dem Speicherbewusstsein – zu transformieren.

Achtsamkeit ist sozusagen der mittlere Weg, eine dritte Option, die uns tatsächlich zu Transformation und innerem Frieden führt. Wir können uns um unsere starken Emotionen – wie etwa Zorn, Eifersucht, Traurigkeit, Verwirrung oder Angst – kümmern, indem wir die Achtsamkeit ins Wohnzimmer hochholen – und zwar unmittelbar wenn wir merken, dass ein ungesunder Samen hochgeschossen ist. Dann sagen wir uns: »Beim Einatmen weiß ich, dass ich zornig bin; beim Ausatmen bin ich für meinen Zorn da.« Wir leugnen den Zorn nicht und versuchen uns auch weder durch Technologie noch durch Konsum davon abzulenken. Vielmehr wenden wir uns ihm zu, indem wir den Blick darauf richten. Hilfreich ist es dabei, sich bewusst zu machen, wie der Zorn auf den Körper einwirkt, wo er sich bemerkbar macht und wie er beschaffen ist.[15]

Wenn wir das tun, statt unsere schmerzlichen Emotionen einfach wegzudrücken, beginnen sie meist auch schon, sich ein wenig zu setzen. Dann tobt kein Krieg mehr in uns. Vielmehr sind wir aufrichtig zu uns selbst und kehren nach Hause zurück, um uns der angespannten Lage im Wohnzimmer anzunehmen.

Solche Situationen kenne ich zur Genüge. Einmal wachte ich morgens um vier auf. Sofort ging mir alles Mögliche im Kopf herum, was ich zu tun und zu regeln hatte. Unbewusst spannte sich mein ganzer Körper an. Und bei all der Grübelei fürchtete ich natürlich, nicht mehr einschlafen zu können. Nach etwa zwanzig Minuten wurde mir plötzlich klar, was da los war. »Ah, das ist Sorge!«, erkannte ich. Und nun betrat auch die Achtsamkeit das Zimmer, sodass ich mit meinen Sorgen nicht mehr allein war. Gleich nachdem ich die Emotion identifiziert hatte, fühlte ich mich schon viel besser. Ich hörte auf, mich unbewusst gegen sie zu wehren, gegen sie anzukämpfen oder sie zu fürchten. Dadurch, dass ich meinem Körper und meiner Atmung mit Achtsamkeit begegnete, löste sich meine Anspannung nach und nach. Indem ich ihr Raum gab, kam ich zur Ruhe und konnte wieder einschlafen.

In dem Moment, in dem die Achtsamkeit den Zorn zur Kenntnis nimmt, akzeptiert sie ihn und gibt ihm Raum. Wir öffnen uns also dem Zorn und lassen ihn zu. Wir bringen Mitgefühl für uns auf und erkennen im Zorn einen Teil von uns – mit der Folge, dass wir ihn nicht länger zurückdrängen oder verurteilen wollen.

Den Zorn zu akzeptieren heißt aber keineswegs, dass wir ihm die Freiheit einräumen, irgendwas kaputt zu machen. Denn sobald sich die Achtsamkeit mit ihm im Wohnzimmer aufhält, kann er keinen Schaden anrichten. Sobald wir Zorn akzeptiert haben, nehmen wir uns seiner an wie ein älteres Geschwisterkind seiner weinenden Schwester oder seines weinenden Bruders. Wir erkennen an, dass dieser Teil von uns leidet, gehen auf ihn zu, öffnen die Arme und kümmern uns um ihn. Wir halten ihn, wiegen ihn, beruhigen ihn. Wir können diesen Teil von uns sogar ansprechen und ihm Worte zuflüstern: »Lieber Zorn, ich bin für dich da; ich umfange dich mit meiner Achtsamkeit. Ich bleibe bei dir und kümmere mich um dich; ich lasse dich nicht allein und verleugne dich auch nicht. Du bist ein Teil von mir, und ich widme ich mich dir mit all meiner Güte und mit von Herzen kommendem Interesse.«

Wenn wir das tun, flacht der Zorn ab. Nach einer Weile wird er sich uns allmählich so offenbaren, dass wir unter seine Oberfläche und in die Tiefe blicken können. So verstehen wir bald auch, woher er kommt; denn möglicherweise handelt es sich bei ihm ja nicht mal um unseren eigenen Zorn, sondern um den unserer Ahnen, unserer Community oder sogar unserer ganzen Nation. Und sobald wir ihn besser verstehen, können wir ihn auch besser loslassen. Die Erkundung des Zorns in uns, der wir uns in diesem Schritt widmen, verschafft uns Einblick in fest verankerte Muster und die Transformation von Verhalten und Einstellungen.

Wenn wir üben, uns dem Zorn derart achtsam zuzuwenden, verringert er sich im Kern; und wenn uns das nächste Mal etwas ärgert, bricht er sich langsamer Bahn, ist weniger intensiv und verfliegt schneller wieder. So verlieren Zorn und andere starke Emotionen sukzessive an Einfluss auf uns, und wir werden freier. Genau wie Dan Emmons sagt: »Die meiste Aufmerksamkeit braucht der Teil von uns, den wir zu vermeiden suchen. Doch haben wir uns seiner erst einmal angenommen, sind wir nicht mehr dieselben, und die Welt wandelt sich mit uns.«

MEDITATION

Starken Emotionen mit Zuneigung begegnen

Mit dieser Meditation lade ich dich ein, dir einen nicht ganz einfachen Moment aus der letzten Zeit in Erinnerung zu rufen. Allzu schwierig sollte er allerdings nicht sein; wir fangen erst mal klein an. Du kannst dir auch eine Situation in Erinnerung rufen, die schon länger her ist, die seinerzeit eine heftige oder unangenehme Emotion bei dir erzeugt hat und die dich heute noch beschäftigt, weil du sie öfter empfindest und nie genau weißt, wie du sie einordnen sollst.

Anmerkung: Falls du dich an irgendeinem Punkt überfordert fühlst, unterbrich die Meditation, öffne die Augen und fokussiere dich auf den Kontakt deines Körpers mit dem Außen oder achte bewusst auf Farben und Formen in der näheren oder ferneren Umgebung. Du kannst auch deine Haltung verändern und dich leicht dehnen oder strecken. Bist du danach etwas zur Ruhe gekommen, kannst du entweder die Übung wieder aufnehmen oder die Achtsamkeit in deinen Körper beziehungsweise auf den Atem lenken.

Nimm eine bequeme Haltung ein, entspann den Körper und atme tief durch. Spür die Festigkeit, die Stabilität der Erde und lass dich von ihr halten. Spüre, dass dein Körper von der Erde gestützt wird.

Fokussiere dich auf das Ein und Aus deines Atems. Genieß den Atemfluss, der sich ganz natürlich ergibt. Du brauchst nichts an ihm zu ändern, er regelt sich von selbst.

Lass deine Aufmerksamkeit jetzt durch deinen Körper wandern und löse dabei alle Spannungen – im Gesicht, Kinn, in den Schultern, dem Bauch – an jeder anderen Stelle, die deine Beachtung momentan braucht. Schau, welche Partien sich gut, angenehm oder neutral anfühlen – in denen alles ganz okay ist.

Dich erst mal mit inneren Ressourcen auszustatten kann nicht schaden. Denk also an einen Ort, einen Menschen oder ein Tier, die dir helfen können, dich sicher und nicht mehr so isoliert zu fühlen. Stell dir das entsprechende Lebewesen oder den Ort bildlich vor. Verbinde dich mit den positiven Gefühlen, die du an diesem Ort oder in unmittelbarer Nähe dieses Lebewesens hast. Verbreite diese Gefühle über die Atmung überall in deinem Körper und Geist und lass dich von ihnen verwöhnen.

Geh dann auf die leicht schwierige Emotion zu. Versetz dich in die damalige Situation zurück und achte darauf, welches Gefühl/welche Gefühle in dem Moment hochgekommen sind. Womöglich Zorn, Besorgnis, Angst, Traurigkeit, Zweifel, Scham, Enttäuschung – oder etwas ganz anderes? Wie auch immer, schau, was jetzt in dir vorgeht. Wie fühlt es sich an? Was sind die Eigenschaften? Schwer, klebrig, scharf, stumpf, schmerzhaft, heiß oder kalt?

Ruf jetzt zu der Emotion auch die Achtsamkeit auf den Plan. Atme bewusst ein und aus, identifiziere die Emotion, nenn sie beim Namen, mach dich mit ihr vertraut. Bleib ihrer gewahr.

Während du auf die Empfindungen deines Körpers fokussiert bleibst, atmest du weiter ein und aus. Das achtsame Gewahrsein ermöglicht dir, der schmerzlichen Emotion mit Akzeptanz zu begegnen. Während ein Teil von dir dem Schmerz am liebsten entfliehen würde, bleibt die Achtsamkeit standhaft und hilft dir, ihm das Höchstmaß an Akzeptanz entgegenzubringen, das du aufbieten kannst.

Nachdem du dich deiner Erfahrung sanft geöffnet hast, geht es nun darum, diesen Teil von dir noch ein ganzes Stück mehr anzunehmen. Nimm ihn in den Arm und zeige ihm deine Liebe, deine Fürsorge, als hieltest du ein weinendes Baby, das deines Mitgefühls und deiner Behutsamkeit bedarf. Lass jegliche Beurteilung deiner Emotion los, schau einfach nur, ob du Zärtlichkeit für sie aufbringen kannst: »Meine liebe Emotion, ich halte dich und bin für dich da. Ich kümmere mich gut um dich. Und lasse dich nicht im Stich.« Lass einfach alles raus, was du diesem Teil von dir sagen möchtest, der schon so oft zurückgewiesen wurde. Jetzt bekommt er endlich die Fürsorge, die er benötigt.

Während du weiter Wohlwollen und Zuneigung aussendest, atmest du ein paarmal tief ein und aus und registrierst, wie sich das anfühlt.

Wende dich dann voller Interesse der Frage zu, was dir die Emotion eigentlich sagen will. Welche Weisheit hält sie für dich bereit? Und woher kommt diese? Vielleicht offenbart sich dir hier ein Teil von dir, den du bislang nie gesehen oder jedenfalls nicht richtig begriffen hast. Schau genau hin. Was mag diese Emotion wohl im Moment von dir brauchen oder wollen?

Lehn dich nun gemütlich zurück und ruh dich aus; öffne dich allem, was sich in deinem Körper und in deiner Psyche abspielen mag. Lass der gewonnenen Erkenntnis oder der Transformation, die du erfahren hast, genügend Raum und Zeit, sich zu integrieren.

Hallo Unkraut, hallo Müll, hallo künftiger Kompost.
Dank euch für diese Chance zur Transformation.
Ich bin so froh, dass ihr hier seid.
Denn wenn ich euch verstecken wollte, kämt ihr ohnehin nur gestärkt zurück.
Deswegen nehme ich mich eurer an, und bald werdet ihr zu schönen Blümchen.

»Hello Weeds« (Lied)

Wir brauchen das »Unkraut« in uns nicht loswerden zu wollen. Im Gegenteil: Es ist von großer Bedeutung und wird über kurz oder lang zu fruchtbarem Kompost für den Garten unseres Geistes.

Mithilfe der Achtsamkeit kann Zorn zu Mitgefühl werden, Gier zu Großzügigkeit und Ignoranz zu Weisheit. Die schwierigen Emotionen in uns sind wie der Schlamm, der das Wachstum des Lotus unseres Erwachens fördert. Sie haben fundamentale Bedeutung, und während wir lernen, geschickt mit ihnen zu arbeiten, verwandeln sie sich in kostbare Blüten.

Im Alltag

Wann immer eine starke Emotion auftaucht, solltest du versuchen, dich an den ersten Schritt zu erinnern: sie zur Kenntnis nehmen. Mobilisiere die Achtsamkeit in deinem Speicherbewusstsein und stelle sie der Emotion zur Seite. Achte darauf, wo in deinem Körper sie spürbar ist. Und mach dir klar, welche Empfindungen sie auslöst. Übe dich darin, deine starken Emotionen willkommen zu heißen und sie beim Namen zu nennen. Sag so früh wie möglich, sobald du merkst, dass die Emotion in deinem Geist aufgestiegen ist, etwas wie: »Ich nehme dich wahr, Sorge/Traurigkeit/Gereiztheit, ich weiß, dass du hier bist.« Solltest du die Emotion nicht identifizieren können, ist es auch in Ordnung. Eine Bemerkung wie »Leid oder Unbehagen macht sich breit« genügt schon. Auf diese Weise kannst du aktiv entscheiden, wie du auf die starke Emotion reagieren möchtest, und musst dich nicht rücklings von ihr überfallen lassen.

In unserem fünften Kapitel haben wir von den fünf Schritten im Umgang mit starken Emotionen erfahren und sie eingeübt:

Nimm sie zur Kenntnis.
Akzeptiere sie.
Heiße sie willkommen.
Schau sie dir genau an.
Lass das Aufkommen von Einsichten zu.

JOURNALING-ÜBUNG

Mit welcher Art von starker Emotion hast du es in schwierigen Zeiten und Phasen des Übergangs generell am häufigsten zu tun?

Frustration, Zorn
Traurigkeit, Verzweiflung
Verwirrung, Ambivalenz
Besorgnis, Angst
etwas anderes

Wie reagierst du normalerweise auf die betreffende starke Emotion?

Wie war es für dich, ihr mit Güte und freundlicher Zuwendung zu begegnen?

KAPITEL 6

UNBESTÄNDIGKEIT UND DIE FÜNF ERINNERUNGEN

Unser ganzes Leben ist eine einzige Abfolge von Veränderungen. Selbst in relativ beständigen Phasen, in denen wir vielleicht ein, zwei Jahre oder sogar länger in derselben Wohnung, derselben Beziehung, in demselben Job oder auf demselben Ausbildungsplatz bleiben, wandeln wir uns fortlaufend – von einem Atemzug zum nächsten, zwischen Morgen- und Abendstunden, von einer Woche zur anderen, von diesem Monat zum nächsten. Jede Minute bildet unser Körper ungefähr einhundert Millionen neue rote Blutkörperchen! Geist und Physis verändern sich ständig, in jedem einzelnen Moment – wenn auch bedeutend subtiler, als es die größeren Umbrüche sind, die wir durchmachen.

Die Unbeständigkeit ist eines der entscheidenden Merkmale des Lebens. Sie beeinflusst alles. Zu beobachten, wie beiläufig sie im Kleinen auf uns einwirkt, hilft auch, für ihre Wirkung im Großen empfänglicher zu werden und ihr in Phasen des Umbruchs mit größerer Akzeptanz begegnen: bei Verlusten, Veränderungen des Beziehungsgefüges, im Arbeitsleben, Wohnbereich oder auch gesundheitlich.

Viele von uns wollen glauben, dass alles, was wir momentan haben, immer da sein wird. Doch genau darin besteht die Hauptursache unseres Leidens: im Wunsch, das von Natur aus Unbeständige möge sich nie verändern. Bei denjenigen von uns, die dem auf ewige Jugend fixierten westlichen Kulturkreis entstammen, in dem der Tod tabu ist, kommt diese zutiefst menschliche Tendenz besonders deutlich zum Ausdruck.

Dabei wirkt es in Wahrheit befreiend, wenn wir uns der Tatsache der Vergänglichkeit stellen, und unsere tiefsten Ängste lindert es auch. Unsere Ängste vor und die Widerstände gegen Veränderungen schlummern immer knapp unterhalb der Oberfläche. Je mehr wir sie uns bewusst machen und uns ihnen stellen, desto weniger werden wir von ihnen gesteuert.

Unbeständigkeit ist keine Idee, sondern eine Erkenntnis. Eine Erkenntnis, die uns enorm stärken kann, weil sie uns die Augen für die Wahrheit öffnet und zur Folge hat, dass wir uns nicht länger von Illusionen und Wünschen an der Nase herumführen lassen. Wir können uns anhand des eigenen Atemflusses von der Tatsache der Veränderlichkeit überzeugen und spüren, dass kein Atemzug dem anderen gleicht. An den altersgemäßen Entwicklungen, die wir selbst durchmachen, lässt sich diese Wahrheit genauso beobachten wie an denen unserer Liebsten. Wenn wir uns in der Natur bewegen, können wir an Tieren, Pflanzen und Wetter eine Vorstellung des permanenten Wandels gewinnen – von der kreisförmigen Bewegung der Zeit. Im größeren Maßstab lässt sich das anhand der Evolution und der tiefgreifenden Veränderungen nachvollziehen, die unser

Planet Erde erfahren hat und weiterhin erfährt, oder auch anhand der Metamorphosen im Sonnensystem, in den Galaxien und natürlich dem gesamten Universum. Alles ist permanent im Fluss.

Vom Buddha ist eine Meditation über die Unbeständigkeit überliefert, die helfen kann, uns aus unseren Wunschträumen vom Alles-bleibt-wie-es-ist herauszureißen. Unter dem Titel *Fünf Erinnerungen* fordert uns diese Praxis der inneren Versenkung auf, uns täglich folgende fünf Dinge vor Augen zu führen: (1–3) dass wir altern, erkranken und sterben werden, (4) dass sich unsere Liebsten im Laufe der Zeit verändern und wir unweigerlich von ihnen getrennt werden. Und (5) dass wir ausschließlich unser Handeln als Eigentum betrachten können. Denn nichts anderes nehmen wir mit uns, wenn wir sterben.[16]

Bei dieser Übung befassen wir uns bewusst mit dem einen Umstand, den wir sonst lieber nicht zur Kenntnis nehmen: nämlich dass wir und die Menschen, die wir lieben, eines Tages sterben werden. Wie Thay betonte, soll uns die Betrachtung der Vergänglichkeit und Unbeständigkeit weder depressiv noch ängstlich machen. Sie soll vielmehr dazu führen, dass wir uns vitaler fühlen, lebendiger – und dass wir die Kostbarkeit unserer Zeit auf der Erde noch mehr zu schätzen wissen.

Vor Jahren habe ich die Fünf Erinnerungen einmal im Zuge eines Retreats für Teenager angeboten, die die Übung, wie sie danach sagten, als schmerzlich, aber gut empfanden. Sie hätte ihnen, berichteten sie, zu größerer Offenheit verholfen, sodass sie danach das Leben intensiver auskosten und Beziehungen besser pflegen konnten.

Die Achtsamkeitspraxis ist auch eine geeignete Vorbereitung auf eine der größten Herausforderungen, die uns allen irgendwann bevorsteht: den eigenen Tod. In der Meditation auf die Fünf Erinnerungen bereiten wir uns darauf vor, eines Tages gut sterben zu können. Zugleich kann uns diese Meditation dabei helfen, andere bei deren Tod zu begleiten und zu unterstützen. Eines musst du nämlich wissen: Jemandem dabei helfen zu dürfen, dem eigenen Sterben mit einer gewissen Akzeptanz beziehungsweise Furchtlosigkeit zu begegnen, ist ein großes Geschenk.

Eine weitere bedeutsame Herausforderung, vor die wir – die ganze Menschheit – aktuell gestellt werden, ist die Klimakrise. Direkt auf sie zu meditieren dürfte nicht gerade einfach sein; die Fokussierung auf die Tatsache der allumfassenden Unbeständigkeit beziehungsweise Veränderlichkeit unterstützt uns jedoch mit Sicherheit dabei, dass wir Entscheidungen treffen, die es uns ermöglichen, der Möglichkeit des gesellschaftlichen Zusammenbruchs mit mehr Resilienz und größerer Anpassungsfähigkeit zu begegnen. Wie schrieb doch James Baldwin: »Nicht alles, mit dem wir konfrontiert werden, kann verändert werden; aber bevor wir uns nicht damit konfrontieren, lässt sich gar nichts verändern.«

Ursprünglich zielen die fünf Einzelübungen zwar auf das Individuum ab, sie lassen sich aber auch auf kollektive Belange anwenden. So, wie unsere Gesellschaften, Kulturen,

Regierungen entstehen, sich entwickeln und verändern, so altern sie auch; sie kränkeln und gehen unter. Deshalb müssen wir uns dem Thema der Unbeständigkeit auch auf gemeinschaftlichem Terrain stellen.

Lass uns jetzt gleich mit der Übung anfangen. Solltest du dich während der Meditation irgendwann unbehaglich fühlen oder ängstlich werden, widme dich diesen schwierigen Emotionen bitte mit Mitgefühl und Güte. Du kannst jederzeit innehalten und dich auf alles einlassen, was deine Aufmerksamkeit benötigt.

MEDITATION

Die Fünf Erinnerungen

Nimm eine wohltuende, bequeme Position ein. Spür deinen Atem. Nimm deinen Körper wahr. Komm allmählich im gegenwärtigen Moment an: Öffne dich und werde ruhiger und ruhiger. Nimm dir für jede der folgenden Einzelübungen ein paar Minuten, in denen du einfach nur atmest und dich in sie versenkst.

Es liegt in meiner Natur, dass ich altere.
Möglichkeiten, dem Altern zu entkommen, gibt es keine.

Visualisiere, wie du älter wirst. Solltest du dich bereits für alt halten, visualisierst du dich, wie du zum Senior oder zur Seniorin wirst, zu einer wirklich betagten Person. Sieh deinen Körper vor dir und dein Gesicht, lass dich richtig auf den Prozess des Älterwerdens ein. Mach dir nichts vor: Das alles kommt auf dich zu. Achte auf jede körperliche Reaktion, die diese Vorstellung bei dir auslöst, und begegne ihr mit Güte und Fürsorge.

Beim Einatmen sagst du dir: »Altwerden«, beim Ausatmen: »kein Entkommen.«

Beim Einatmen: Altwerden,
beim Ausatmen: kein Entkommen.

Übe diesen Ablauf in aller Stille einige Minuten lang.

In meiner Natur liegt es, krank zu werden.
Krankheiten lassen sich nicht vermeiden.

Denk und fühl dich jetzt in eine körperliche oder psychische Erkrankung hinein, die dich zwingt, Hilfe anzunehmen; dich vielleicht sogar pflegen zu lassen. Also in eine Situation, in der du die Dinge, die du bislang selbst machst, nicht mehr allein bewerkstelligen kannst. Lass die Erkenntnis zu, dass das einfach Teil des Lebens ist. Dem Krankwerden kannst du nicht entkommen. Achte auf jede körperliche Reaktion, die diese Vorstellung bei dir auslöst, und begegne deinen Gefühlen mit Sanftmut und Neugier.

Beim Einatmen: Erkrankung,
beim Ausatmen: kein Entkommen.

⁀

In meiner Natur liegt es zu sterben.
Dem Tod lässt sich nicht entkommen.

Sieh dich selbst auf dem Totenbett – in den letzten Augenblicken deines Lebens. Hol noch einige Male Luft. Und versuch zu erspüren, wie du dich in diesen Momenten fühlen möchtest. Friedvoll, ruhig, angstfrei? Mach dir eines klar: Wann immer du dich jetzt, da du noch quicklebendig bist, auf den Prozess deines Sterbens einlässt, nährst du die Fähigkeit, deinem Tod mit Klarheit und innerer Ruhe entgegenzusehen. Werde dir der Tatsache bewusst, dass du eines Tages sterben und ein letztes Mal ausatmen wirst. Vor dem Tod gibt es kein Entkommen. Achte auf jede körperliche Reaktion, die diese Vorstellung bei dir auslöst, und begegne deinen Gefühlen mit Sanftmut und Neugier.

Beim Einatmen: sterben,
beim Ausatmen: kein Entkommen.

⁀

In der Natur von allen, die ich liebe, und allem, was mir wichtig ist, liegt es, sich zu verändern.
Es gibt keine Chance, der Trennung von diesen Menschen, Tieren und Dingen zu entkommen.

Jetzt stellst du dir vor, von allem getrennt zu werden, was du liebst: von Menschen, Orten, Dingen. Und male dir aus, wie sich alles verändert. Denn es hilft ja nichts: Dieser Trennung kannst du nicht entkommen. Mach dir das bewusst; akzeptiere die Tatsachen. Achte auch jetzt wieder auf jede körperliche Reaktion, die diese Vorstellung bei dir auslöst, und begegne deinen Gefühlen mit Sanftmut und Neugier.

Beim Einatmen: Alles, was mir lieb und teuer ist, wird sich verändern.
Beim Ausatmen: Der Trennung von meinen Liebsten kann ich nicht entkommen.

Das Einzige, was ich wirklich mein Eigen nennen kann, ist mein Handeln.
Den Folgen meines Tuns und Lassens kann ich nicht entkommen.
Mein Handeln ist das Fundament, auf dem ich stehe.

Mach dir bewusst, dass wir nicht das Geringste mitnehmen können, wenn wir sterben. Alles, was wir haben, sind die Folgen unseres Handelns, und vor ihnen gibt es kein Entkommen. Versenke dich auf Basis dieser Erkenntnis in die Frage, wie du heute leben möchtest.

Beim Einatmen: Mein Handeln ist das Einzige, was ich mitnehmen kann.

Beim Ausatmen: Vor den Folgen meines Handelns gibt es kein Entkommen.

Lehn dich jetzt zurück, verbinde dich mit deiner Atmung sowie mit dem Körper und ruhe in diesem Augenblick.

Das Sterben kann ich nicht umgehen, weil es in meiner Natur liegt zu altern,
Krankheiten kann ich nicht umgehen, weil es in meiner Natur liegt, krank zu werden.
Alle, die mir am Herzen liegen, werden sich verändern und altern.
Meine Handlungen sind mein wahrer Besitz; sie sind das Fundament, auf dem ich stehe.

»Five Remembrances« (Lied)

Im Alltag

An die Unbeständigkeit kannst du dich den ganzen Tag über immer wieder erinnern. Wobei du besonderes Augenmerk auf die Momente lenken könntest, in denen du etwas beendest – etwa ein Getränk austrinkst, beim Essen den letzten Bissen runterschluckst, ein Gespräch zum Abschluss bringst, eine E-Mail absendest oder was auch immer. Versuche unmittelbar im Anschluss, kurz innezuhalten, dir vor Augen zu führen, dass die Sache vorbei ist, und dich an ihre Unbeständigkeit zu erinnern. Du kannst an die Fünf Erinnerungen auch gleich beim Aufwachen am Morgen denken. So behältst du sie den Rest des Tages über im Kopf. Überleg dir in aller Ruhe, was du in den folgenden Stunden tun (oder lassen) möchtest. Denn du weißt ja: Dein Handeln ist letzten Endes dein einziger Besitz – und das Fundament, auf dem du stehst.

In unserem sechsten Kapitel haben wir die grundlegende Unbeständigkeit der Wirklichkeit betrachtet und herausgefunden, dass uns die zielgerichtete Betrachtung der Vergänglichkeit zu intensiveren Erfahrungen verhilft und zugleich angstlösend wirkt.

JOURNALING-ÜBUNG

Spricht dich eine der Fünf Erinnerungen mehr an als die anderen? Fühlst du dich bei einer eher unwohl?

Was kommt in dir hoch, wenn du dir die Vergänglichkeit vor Augen führst und dich in die Fünf Erinnerungen versenkst? Bringt vielleicht eine der folgenden Antworten bei dir eine Saite zum Klingen?

Mir ist unbehaglich zumute, und ich bin geschockt, obwohl ich vom Verstand her natürlich weiß, dass das alles der Wahrheit entspricht.

Im Grunde möchte ich mich damit gar nicht beschäftigen; ich schalte ab oder werde deprimiert.

Ein bisschen kann ich mich darauf schon einlassen; trotzdem stellt vieles davon für mich Neuland dar.

Den Gedanken an die Unbeständigkeit von allem finde ich gar nicht so unangenehm, sondern im Grunde sogar befreiend.

Schreibe etwas darüber, warum deine Antwort so ausgefallen ist.

KAPITEL 7

DEN ACHT WINDEN DER WELT GELASSEN BEGEGNEN

Meine Schwestern.
Dieses Ding, das kaputtgeht
und dessen scharfe Kanten dich
innerlich verletzen –
dieses Ding ist nicht dein Herz.
Sondern das Haus, das du dir
aus all den hübschen Dingen erbaut hast,
von denen andere dir berichteten,
sowie aus dem merkwürdigen Versprechen,
dass alle Gefühle von heute
auch die von morgen sein werden.
Solche Häuser aber können nur in sich zusammenfallen.
Und wenn sie es dann tun,
muss das Herz das Weite suchen
und die Vergangenheit hinter sich lassen. …

Schau mir in die Augen, Schwester.
Du bist mehr als dein Lachen und dein Seufzen.
Mehr als deine Wut und deine Tränen.
Du bist viel mehr als nur dein Körper.

Matty Weingast
»Chapa – Der Bogenschütze«[17]

In den buddhistischen Tempeln vieler asiatischer Länder findet sich das Symbol eines Rades mit acht Speichen und einem Achsloch in der Mitte. Es repräsentiert, so habe ich es gelernt, das Dharma beziehungsweise die Lehren des Buddha, die einem in Bewegung gesetzten Rad gleichen. Wobei die Speichen den Edlen Achtfachen Pfad repräsentieren, den er seinen Schülern nahebrachte.

Als ich in Sri Lanka lebte, erfuhr ich von einer weiteren Bedeutung dieses Symbols. Demnach stehen die acht Speichen für die Acht Winde der Welt – welche wiederum aus vier Gegensatzpaaren bestehen: Freude und Leid, Gewinn und Verlust, Lob und Tadel sowie Ruhm und Schande; also jeweils einem Part, den wir erhoffen, und einem, vor dem wir uns fürchten.

Das Rad dieser Acht Winde dreht sich beständig. Es kommt nie zum Stillstand. Also können wir uns weder in den Annehmlichkeiten von Freude und Gewinn gemütlich einrichten, noch müssen wir uns mit den Missgeschicken beziehungsweise Schicksalsschlägen identifizieren, die uns zustoßen, oder uns von ihnen definieren lassen. Denn verlassen wir uns allzu sehr auf die angenehmen Seiten, tut's weh, wenn sich das Rad weiterdreht. Und sollten wir meinen, die Unannehmlichkeiten steuern zu können, leiden wir ebenfalls. Was immer wir auch tun: Das Rad bleibt in Bewegung. Das heißt nicht, dass es auf die Entscheidungen, die wir treffen, nicht ankäme und dass eine ethisch vertretbare Lebensführung von keinerlei Bedeutung sei. Doch selbst wenn wir uns komplett auf Mitgefühl und Gewaltlosigkeit einstimmen, gehen wir immer noch von der Erwartung aus, dass tugendhaftes Handeln zwangsläufig belohnt wird oder die Acht Winde der Welt aufhören, abwechselnd zu wehen.

Die Lehre, um die es in diesem Kapitel geht, kann uns helfen, den sich ständig wandelnden Gegebenheiten des Lebens flexibler zu begegnen. Denn die Winde der Welt stellen keine Reaktion auf unsere Handlungen dar; die Richtung, aus der sie gerade wehen, hat weder mit einer tollen Leistung noch einem Fehlverhalten von uns zu tun. Unterdrückung zum Beispiel lässt sich durch nichts rechtfertigen und ist auch kein Schicksal.

Wenn die Mächtigen andere Menschen unterdrücken, stellt das eine Ungerechtigkeit dar, gegen die man sich wehren und die beendet werden muss. Die Veränderlichkeit der Lebensumstände darf keine Ausrede sein, nicht aktiv reagieren zu müssen und soziale Ungerechtigkeiten zu beenden; sie entbindet uns nicht von der Verantwortung, deutlich unsere Meinung zu sagen.

Besteht die Chance, etwas zum Besseren zu verändern, müssen wir sie ergreifen. Manchmal aber lässt sich auch partout nichts machen. In beiden Fällen hilft es, sich daran zu erinnern, dass das Leben »voller Höhen und Tiefen« ist – so lautete die Antwort des beliebten kambodschanischen Mönchs Maha Ghosananda auf die Frage, wie es ihm gelungen sei, angesichts des Terrors der Roten Khmer gelassen und optimistisch zu bleiben. Sobald wir akzeptieren, dass das Leben nun einmal so ist, merken wir, dass wir nicht auf seine Höhen und Tiefen reduzierbar sind.

Von Thay stammen folgende sechs Mantras der Liebe:

Liebes, ich bin für dich da.
Liebes, ich weiß, dass du da bist, und freue mich sehr darüber.
Liebes, ich weiß, dass du leidest, und deshalb bin ich für dich da.
Liebes, ich leide und brauche deine Hilfe.
Liebes, in diesem Moment sind wir glücklich.
Liebes, teilweise hast du recht.

Mehr über sie erfährst du in Thich Nhat Hanhs Buch *Die Lehre des Buddha über die Liebe.*[18]

Im sechsten Mantra – »Teilweise hast du recht« – sollten wir uns immer dann üben, wenn uns jemand lobt oder tadelt. Denn darin kommt insofern die Weisheit der Acht Winde der Welt zum Ausdruck, als wir weder Lob noch Tadel für eine umfassende Beschreibung unserer Person halten. Wenn Leute uns schätzen und bestätigen, wissen wir, dass sie einen bestimmten Teil von uns wahrnehmen, und zwar unsere Stärken. Doch da wir auch unsere vielen Schwächen kennen, haben sie eben nur teilweise recht. Ähnlich verhält es sich, wenn wir von jemandem beurteilt und getadelt beziehungsweise beschuldigt werden: Die betreffende Person mag unsere Unzulänglichkeiten klar erkennen; da wir jedoch auch um unsere innere Schönheit und Güte wissen, hat sie ebenfalls nur teilweise recht. Die Arbeit mit diesem Mantra führt also dazu, dass wir, statt hochmütig zu werden, demütig und bescheiden bleiben. Und sie stärkt unser Vertrauen in die eigene Person, wenn wir drohen, in Selbstkritik zu versinken. In jedem Fall erinnert sie uns daran, dass sich das Rad immer weiterdreht.

Worauf es ankommt, ist die runde Öffnung in der Mitte des Rades. Sie ist nämlich leer. Von diesem Zentrum aus können wir alle Acht Winde der Welt erkennen, ohne uns in ihnen zu verlieren. Das Zentrum erinnert uns an die eigene Leerheit, die uns dazu befähigt, mehr in uns zu sehen als die Acht Winde der Welt, die uns entgegenwehen – und daran, uns selbst in jedem und allem zu sehen – und jeden und alles in uns.

Aus einer kontemplativ-christlichen Perspektive heraus äußerte sich der Mönch Thomas Merton über diese Leere mit den Worten:

> »Im Zentrum unseres Wesens befindet sich ein Punkt des Nichts, den weder Sünden noch Täuschungen berühren können, ein Punkt der reinen Wahrheit, ein Punkt beziehungsweise Funken, der allein Gott gehört, der uns nie zu Gebote steht, aus dem heraus Gott unser Leben regelt; ein Punkt, der sich sowohl den Fantasien unseres Geistes als auch der Brutalität des menschlichen Willens entzieht. Dieser winzige Punkt des Nichts und der absoluten Kargheit ist die reine Pracht und Herrlichkeit Gottes in uns … Er ist wie ein lupenreiner Diamant, der das unsichtbare Licht des Himmels ausstrahlt. Wir alle haben ihn in uns, und könnten wir ihn

sehen, würden wir die Milliarden von Lichtpunkten wahrnehmen, die sich zur Glut einer Sonne vereinen, die alle Dunkelheit und jegliche Grausamkeiten des Lebens vollkommen zunichtemachen würde. … Ein Programm für das Zustandekommen dieser Wahrnehmung habe ich nicht. So etwas kann immer nur eine Eingebung sein. Aber das Tor zum Himmel ist überall.«[19]

Nicht Lob oder Gewinn stellen also das Himmelstor dar – genauso wenig wie Tadel und Verlust. Wenn wir uns zu sehr mit den Acht Winden identifizieren und unser Glück von den Urteilen oder Meinungen anderer Leute abhängig machen, ist es instabil und unzuverlässig. Sobald wir jedoch in der Lage sind, unser Leben vom Standpunkt dieses leeren Zentrums – diesem »Punkt der reinen Wahrheit« – aus zu betrachten, empfinden wir natürliches Mitgefühl für uns selbst und die verschiedenen Lebenssituationen, in die wir geraten können. Und wenn unsere Eigenwahrnehmung auf Selbstmitgefühl sowie Selbstliebe beruht – die uns erlauben, uns Fehler zu verzeihen und zuversichtlich zu bleiben, was die Fortschritte auf dem Pfad betrifft –, ist unser Glück solide und verlässlich. Diese Un-Abhängigkeit von äußeren Umständen wie Zustimmung und Ablehnung, die uns mit den Acht Winden der Welt entgegenwehen, bringt uns in unser Zentrum, an jenen Ort der Ruhe und Stille, von dem aus wir zu einem Bewusstsein von Nicht-Selbst gelangen.

Im vorigen Kapitel haben wir über eines der grundlegenden Charakteristika allen Seins gesprochen: Vergänglichkeit beziehungsweise Unbeständigkeit. Im Buddhismus gibt es den Begriff des Nicht-Selbst – das ist die Leere, die von der Öffnung im Rad symbolisiert wird.

Nicht-Selbst ist gleichbedeutend mit der Nicht-Existenz eines separaten Selbst, während wir zugleich erfüllt sind von allem anderen. Wir bestehen aus allen und allem, die uns auf irgendeine Weise beeinflusst oder zu der Person gemacht haben, die wir heute sind: Eltern, Lehrer*innen, Freunde, die Nahrungsmittel, die wir zu uns genommen, die Bücher, die wir gelesen haben, sowie Sonnenlicht, Wasser, Luft. Auf uns allein gestellt könnten wir nicht existieren. Dass wir leben, ist nur möglich, weil jedes der genannten Elemente etwas zu unserer Entwicklung beigetragen hat. Dies nicht nur zu verstehen, sondern zu verinnerlichen stärkt enorm und stattet uns mit einer Art Geheimwaffe für widrige Zeiten aus.

Im Wissen um das Nicht-Selbst jagen wir weder der Freude noch dem Ruhm nach, fürchten aber auch kein Leid und kein Gefühl der Schande, weil wir wissen, dass wir mehr sind als diese Kräfte, und uns nicht von ihnen definieren lassen. Diese Nicht-Furcht verleiht Menschen den Mut, große Opfer zu bringen und unglaubliche Risiken einzugehen – in dem Bewusstsein, dass sie im Namen des großen Ganzen agieren, und dem Bewusstsein, dass ihr Handeln auch dann von Einfluss sein wird, wenn ihr kleines Selbst nicht mehr da ist, um dies zu bezeugen. In den Worten des brasilianischen Theologen Rubem Alves: »Wir müssen unser Leben an einer Liebe ausrichten, die wir nie sehen werden.«

Eine weitere hilfreiche Analogie ist die von Wellen und Wasser. Auf einer bestimmten Ebene können Wellen als schnell oder langsam, groß oder klein, hoch oder niedrig beschrieben werden. Kommt eine Welle jedoch ihrer wahren Natur – der von Wasser – nahe, trifft sie auf einen Teil ihrer selbst, der sich nicht als oben oder unten, kommend oder gehend, geboren werdend oder sterbend charakterisieren lässt. Wasser ist jenseits von alldem. Und so verweist uns die Öffnung im Zentrum des Rades auf unsere wahre Natur. Nicht als Welle, die von den Acht Winden gebeutelt wird, sondern eher als Wasser an sich: unermesslich und unerschütterlich.

Sobald wir unser eigentliches Wesen als Wasser begreifen und uns von der Erkenntnis des Nicht-Selbst leiten lassen, kommen wir mit Umbrüchen und Veränderungen viel besser klar. Dann nehmen wir kaum noch etwas persönlich und fürchten uns auch weniger. Mit achtundachtzig hatte Thay einen schweren Schlaganfall, von dem die Ärzte dachten, dass er ihn nicht überleben würde. Doch er tat es. Fortan war seine eine Körperseite gelähmt, und er konnte nicht mehr sprechen; war in allen Belangen von der Hilfe anderer abhängig. Zunächst muss es ihm sehr schwergefallen sein, sich mit seiner Situation zu arrangieren. Doch später schien er seinen Frieden mit ihr geschlossen zu haben. 2019, fünf Jahre nach seinem Schlaganfall, hatte ich die Gelegenheit, ihn in Vietnam zu besuchen – und erlebte ihn als einen vollauf präsenten und spirituell starken Menschen. Er vermittelte mir den Eindruck, dass er mit den Winden von Verlust und Leid deshalb recht gut klarkam, weil er nicht der Idee eines separaten Selbst anhing, das versuchen musste, »alles zusammenzuhalten« und die Kontrolle nicht zu verlieren.

Sobald wir unserer wahren Natur gewahr werden (als wasserähnlich beziehungsweise der Aussparung im Zentrum des Rades vergleichbar), weitet sich unser Blickwinkel. Dann sind wir nicht länger diese winzigen Egos in ihren beschränkten Verhältnissen. Oder wie Thay so richtig schrieb: »Wenn man eins in allem sieht und alles in einem, reißt man die große Barriere nieder, die die Wahrnehmung der Wirklichkeit einschränkt.«

MEDITATION

Der Umgang mit den Acht Winden der Welt

Um im Hier und Jetzt anzukommen, nimm wieder eine wohltuende, unterstützende, komfortable Position ein.

Vielleicht magst du deinen Oberkörper von der Taille an aufwärts als einen Baum visualisieren, der in den Himmel wächst, während der untere Teil in der Erde wurzelt. Nimm bewusst wahr, wie lebendig du in diesem Moment bist: stabil und doch in die Höhe ragend.

Gestatte dir, deinem Körper, deinem ganzen Wesen, einfach zu sein und zur Ruhe zu kommen.

Stell dir jetzt vor, du säßest im Zentrum besagten Rades, in jener Öffnung, von der aus du das Wehen der Acht Winde der Welt beobachten kannst. Während sich das Rad dreht und dreht, herrscht an dieser Stelle, in der Aussparung, vollständige Ruhe; und genau dort befindest du dich. Du beobachtest die Geschehnisse deines Lebens, Verluste, Gewinne, Freude und Leid, beginnst dich aber von jeglicher Anhaftung und Ablehnung zu befreien, was diese Dinge angeht. Während du tief ein- und ausatmest, kommst du an deinem stillen Ort zur Ruhe und trittst für eine Weile aus dem sich endlos und ermüdend drehenden Hamsterrad heraus. Öffne dich und halte einen Moment lang inne.

Sieh dich jetzt als eine Welle im Ozean. Du erhebst dich aus dem Wasser und beginnst, dich schnell zu bewegen. Andere Wellen umgeben dich. Diese bewegen sich langsamer. Du kommst dir wie etwas Besseres vor, weil du ein höheres Tempo vorlegst. – Dann aber schwappt eine Riesenwelle an dir vorbei und gibt dir das Gefühl, klein und unbedeutend zu sein.

Dabei seid ihr – du und die langsameren Wellen, aber auch du und die schnelleren, größeren – von eurer Natur her absolut identisch.

Lass nun deine Wellengestalt hinter dir und sinke hinab: tiefer und immer tiefer. Jetzt bist du bereit, dich der Umarmung des Ozeans hinzugeben, und gleichst dich deiner wahren Natur an – der von Wasser. Hier gibt es kein Schnell oder Langsam, kein Groß und kein Klein, hier gibt es nur das Wasser; ebendie Substanz, die sowohl jene Wellen hervorbrachte, die langsamer waren, als auch die Welle, die schneller war als du. – Das heißt nein: Ein Du gibt es hier eigentlich gar nicht, denn hier gibt es nichts als Wasser. Genieß es, unermesslich, unüberschaubar zu sein; leer von einem separaten Selbst und zufrieden damit, alles dich Umgebende zu beinhalten.

Ich kann dem Leben nicht mehr Tage geben,
nur jedem Tag mehr Leben.

Aus einem Plum-Village-Lied

Im Alltag

Wann immer du Lob oder Tadel begegnest, ist die Arbeit mit dem sechsten Mantra eine gute Idee: »Teilweise hast du recht.« Nimm Lob oder Tadel bewusst wahr und sei bereit, entweder daraus zu lernen (nämlich dann, wenn sie ein wichtiges Feedback darstellen), oder dich bestärken zu lassen (für den Fall, dass du dich davon bestätigt fühlst). Sieh dich aber zugleich auch im Mittelpunkt des Rades oder in den Tiefen des Ozeans und mach dir klar, dass du mehr bist als jede Einschätzung deiner Person.

Im diesem siebten Kapitel haben wir gelernt, uns von den Acht Winden der Welt nicht umpusten zu lassen – und haben uns vor Augen geführt, dass die Einsicht in das Nicht-Selbst inmitten der Unbilden des Lebens von befreiender Wirkung ist.

JOURNALING-ÜBUNG

Welches der folgenden vier Paare gegensätzlicher Winde der Welt ist für deine momentane Situation am bedeutsamsten? Oder welches war für dein bisheriges Leben insgesamt am prägendsten?

Freude und Leid
Gewinn und Verlust
Lob und Tadel
Ruhm und Schande

Wie kannst du dich trotz all der Höhen und Tiefen, mit denen das Leben aufwartet, für längere Zeit im Zentrum des Rades aufhalten?

Welche Art von Unterstützung brauchst du dafür, und wie kannst du sie dir verschaffen?

KAPITEL 8

GLEICHMUT UND LOSLASSEN

Voller Zuversicht hast du dein Zuhause verlassen
und schnell gelernt, den Pfad zu gehen,
dich allen zur Freundin zu machen
und alle dir zum Freund.
Sobald die ganze Welt deine Freundin ist,
ist für Angst kein Platz mehr in deinem Leben.
Und hast du dir erst einmal deinen Geist zum Freund
gemacht,
dann weißt du auch,
was Zuversicht wirklich bedeutet.
Hör zu.
Ich bin dem Pfad der Freundschaft bis zum Ende gefolgt.
Und eines kann ich mit absoluter Sicherheit sagen:
dass er dich in dein Zuhause führt.

Matty Weingast, »Mitta«[20]

Als Kind besaß ich ein Spielzeug namens Weeble, eine Art eiförmiges Stehaufmännchen aus Plastik. Ein Gewicht in seinem Unterteil sorgte für geraden, stabilen Stand. Tippte man das Weeble an, meinte man kurz, es würde die Balance verlieren – doch es schaukelte nur ein bisschen und gelangte bald darauf in seine ursprüngliche Position zurück.

Und wie sieht es bei uns aus? Wie kommen wir wieder ins Gleichgewicht, wenn uns die Probleme und Stolpersteine des Lebens aus der Balance gebracht haben? Welches Gewicht sorgt bei uns für geraden, stabilen Stand?

Eine grundlegende Übung, die uns beim Zentrieren und Ausbalancieren helfen kann, ist der Gleichmut; im Pali *upekkha* und im Sanskrit *upeksha*. Wobei *upe* »über« heißt und *ksa* »blicken«. Upeksha steht also für Überblick – wie man ihn zum Beispiel von einem Berggipfel aus hat. Da wir von diesem Standpunkt aus jede Situation in allen ihren Aspekten betrachten können, ergreifen wir keine Partei. Darüber hinaus bedeutet der Begriff geduldig, verständnisvoll und tolerant hingucken. Auch wird er mit Worten wie Nicht-Unterscheidung, Objektivität, Toleranz, Loslassen und Nicht-Anhaftung übersetzt und ist dabei aber keinesfalls mit Gleichgültigkeit zu verwechseln. Thay übersetzte Upeksha mit Inklusion, Einschließlichkeit – und verlieh dieser Qualität auf diese Weise eine engagiertere, aktivere Note.

Inklusion beziehungsweise Gleichmut ist nichts Dogmatisches, sondern beruht auf geistiger Aufgeschlossenheit. Wollen wir beim Erklimmen einer Leiter auf die nächsthöhere Sprosse gelangen, müssen wir uns zunächst von derjenigen lösen, auf der wir gerade noch stehen. Um uns für neue Erkenntnisse öffnen zu können, müssen wir zuvor bereits Bekanntes loslassen. Ein wichtiger Aspekt von Gleichmut und Inklusion ist die Bereitschaft, die Welt mit neuen Augen zu sehen. In diesem Sinne sagt der Dalai

Lama: »Sobald sie von den Naturwissenschaften widerlegt wird, lege ich bereitwillig jede buddhistische Überzeugung ab.« Mit anderen Worten: So wichtig die Praktiken und Lehren des Buddhismus für ihn und seine Kultur auch sein mögen, an sie klammern würde er sich nie. Weil derartige Anhaftungen unsere persönliche Weiterentwicklung verhindern.

Wäre es nach Thay gegangen, würden wir uns öfter »Bin ich mir da sicher?« fragen. Und tatsächlich ist es gut, die eigenen Wahrnehmungen regelmäßig daraufhin zu überprüfen, ob sie der Wahrheit entsprechen – was sie nämlich oft nicht tun. Gewöhnlich betrachten wir eine Situation nicht vom Gipfel, sondern nur von einer Seite des Berges aus und können sie deshalb nicht objektiv beurteilen.

Doch woran klammern wir uns in schwierigen Zeiten? Bei welcher Sprosse fällt uns in Phasen des Umbruchs das Loslassen besonders schwer? Und wie würde es sich anfühlen, den Griff zu lösen und den Willen aufzubringen, uns zur nächsten Sprosse zu bewegen? Inklusion – Gleichmut – hilft uns, die Zuversicht zu entwickeln, die nötig ist, um darauf vertrauen zu können, dass schon alles gut wird, auch wenn die Situation momentan ausgesprochen düster wirkt, ja womöglich kaum erträglich scheint. Und dies fällt uns umso leichter, je mehr wir uns entspannen und loslassen können.

Vor einigen Jahren waren meine Mom und ich in einer interaktiven Ausstellung zum Thema Gehirn. In diesem Rahmen wurde ein Spiel angeboten, das uns interessierte. Dabei saßen wir einander an einem Tisch gegenüber und mussten versuchten, die eigene Kugel weiter vor zu bewegen als die Gegnerin. Um das zu schaffen, mussten wir uns allerdings *entspannen*. Während des Spiels trugen wir beide ein Stirnband mit Sensoren, die unseren jeweiligen Grad der Entspannung maßen. Und je gelassener wir waren, desto schneller bewegte sich die Kugel in die gewünschte Richtung. Das Ganze ging völlig gegen die übliche Intuition, und wir mussten dabei ständig lachen. Aber so ist es ja oft: Je mehr wir relaxen und die Sache locker angehen, desto leichter kommen wir ans Ziel.

Um entspannen zu können, müssen wir loslassen und aufhören zu klammern. Im Spiel des Lebens bewegt sich der Ball nicht etwa dann vorwärts, wenn wir uns mordsmäßig anstrengen, sondern im Gegenteil: wenn wir loslassen. Wie der thailändische Waldmönch Ajahn Chah einst sagte: »Wenn du ein bisschen loslässt, bekommst du ein bisschen Freiheit; lässt du etwas mehr los, wirst du schon etwas freier; und sobald du komplett loslässt, erreichst du die vollendete Freiheit.«

Dieses Loslassen darf aber weder mit Gefühllosigkeit verwechselt werden noch wie gesagt mit Gleichgültigkeit. Es bedeutet keinesfalls, dass du deine Kinder nicht mehr lieben darfst – sondern vielmehr, dass du sie alle gleich liebst. Außerdem bedeutet es, nicht zwischen dem eigenen Selbst und anderen zu unterscheiden. Sehe ich mich nämlich als diejenige, die liebt, und den anderen als den, der geliebt wird, oder betrachte mich als ihm überlegen beziehungsweise von ihm getrennt, dann kann von wahrer

Ausgeglichenheit – und damit echtem Gleichmut – keine Rede sein.

Gleichmut können wir mit großmütterlicher Liebe vergleichen; und da diese nicht klammert, ist sie friedvoller als die Liebe von Eltern zu ihren Kindern. Die Liebe ist da, und zwar ohne größeres Leiden. Gleichmut verhilft uns zu einer weitgefassteren Sichtweise. Jeder Mensch ist auf seiner eigenen Reise, hat seinen individuellen Weg zu gehen; und den verstehen wir nicht immer in Gänze. Wir können nicht nachvollziehen, was diese Person durchmachen muss, um die Lektionen zu lernen, die sie lernen muss, um sich so entwickeln zu können, wie sie sich entwickeln soll. Die Freiheit des Gleichmuts versetzt uns in die Lage zu erkennen, dass jedes Leben aus dem besteht, was im Taoismus als die »zehntausend Freuden und zehntausend Sorgen« bezeichnet wird. All das macht ein Menschenleben aus: alles Schöne, das ganze Glück, die Wunder, die Verbindungen, Besitztümer, aber auch alle Trennungen, Ängste, Depressionen und die ganze Verzweiflung. Das heißt nicht, dass wir nicht versuchen sollten, Leid zu lindern, so es sich lindern lässt. Doch es stellt eine große Befreiung dar, wenn wir das Leid nicht länger für eine unnötige Abweichung halten, sondern es als Teil eines jeden Lebenswegs zu begreifen lernen. Wenn wir im Zustand des Gleichmuts sind und Schmerz sich einstellt, dann wissen wir, wie wir alles nicht noch schlimmer machen. Wir können uns bewusst dafür entscheiden, unsere Qual nicht zu verstärken, indem wir etwa versuchen, uns gegen sie zu wehren, sie zu unterdrücken oder zu verurteilen, sondern uns ihr stattdessen zu öffnen und den Umstand zu akzeptieren, dass ein gewisses Maß an Schmerz nun mal zum Leben dazugehört.

Gleichmut hilft uns, die Bodenhaftung nicht zu verlieren und einen kühlen Kopf zu bewahren, damit wir bei unseren Bemühungen um die Linderung des Leidens nicht ausbrennen. Ohne den nötigen Gleichmut laufen wir Gefahr, uns zu verausgaben, zu überanstrengen oder uns übermäßig mit der Situation zu identifizieren. Gleichmut hilft, unsere inneren Ressourcen zu bewahren und die Balance nicht zu verlieren.

Diese kühle Ruhe des Gleichmuts benötigen wir gerade in der heutigen Zeit, in der das gesellschaftliche Klima dermaßen aufgeheizt ist – und sich auf absehbare Zeit bestimmt auch nicht abkühlt. Angesichts des versuchten Staatsstreichs – des Angriffs auf das Kapitol am 6. Januar 2021 – und anderer Ausbrüche politisch motivierter Gewalt in den USA stellt sich die Frage: Wie können wir diesen Kräften in aller Deutlichkeit und mit entschiedenem Mitgefühl begegnen? Wie die Beteiligten zur Rechenschaft ziehen, ohne ihnen ihre Menschlichkeit abzusprechen? Wie können wir die Vorfälle von allen Seiten betrachten und gleichwohl die Akteure nicht aus unseren Herzen verbannen? Gleichmut kann uns helfen, Menschen im wahrsten Sinne des Wortes nicht zu diskriminieren und die eigene Person nicht als getrennt von anderen zu betrachten.

Mein Dad engagiert sich seit Jahrzehnten für soziale Gerechtigkeit. Als Pfarrer hat er sich an der Seite von Martin

Luther King und der Southern Christian Leadership Conference für die Aufhebung der Rassentrennung im Süden der USA eingesetzt. Die folgenden dreißig Jahre war er in verschiedenen Ländern der Welt auf dem Gebiet der sozialen Dorfentwicklung *(human and village development)* tätig, lebte mehrere Jahre in Indien, auf den Philippinen und in Kenia. Auf Grundlage der Psychosynthese leitete er Workshops und Retreats zu den Themen bedingungslose Liebe und Versöhnlichkeit, wurde Schüler Thich Nhat Hanhs und 2008 zum buddhistischen Dharmalehrer ordiniert. Seine Sangha, eine Meditationsgruppe, die er vor fünfundzwanzig Jahren gründete, trifft sich noch heute regelmäßig einmal die Woche. Kürzlich unterhielten wir uns über die Notwendigkeit, in Balance zu bleiben. Bei dieser Gelegenheit sagte er: »Wenn wir uns für Opfer halten, dann ist dies Ausdruck eines abgetrennten Selbst. Wenn wir uns als geliebte Menschen sehen, kommt das Nicht-Selbst zum Tragen.« Verstehen wir uns als geliebt und voller liebender Güte, sehen wir uns in allen anderen und jeden in uns selbst. Außerdem verfügen wir in diesem Fall über eine Kraft, mit der wir Ignoranz, Diskriminierung und sogar Gewalt bei anderen begegnen können, ohne mit Hass erfüllt und dadurch zum Krüppel zu werden. Sobald wir uns geliebt fühlen, haben wir keine Gegner mehr.

Während des Vietnamkriegs sagte Thich Nhat Hanh, dass kein anderer Mensch je unser Feind sein könne. Unsere einzigen Gegner sind Selbsttäuschung, Hass und Ignoranz. Diese jedoch lassen sich mit Stumpf und Stiel ausrotten.

Wenn wir uns als geliebt betrachten statt als Opfer, können wir anderen ohne Arg begegnen, auch wenn wir nicht mit ihnen übereinstimmen. Das ist die Kraft des Gleichmuts, der Inklusion.

In seinem Essay »Loving Your Enemies« schrieb Martin Luther King:

> Unseren erbittertsten Gegnern sagen wir: »Eurer Fähigkeit, Leid zu verursachen, setzen wir unsere Fähigkeit entgegen, Leid zu ertragen. Eurer physischen Stärke begegnen wir mit seelischer Kraft. Ihr könnt mit uns machen, was wir ihr wollt, wir werden nicht aufhören, euch zu lieben. Wir können eure ungerechten Gesetze nicht reinen Gewissens befolgen, weil die Verweigerung der Kooperation mit dem Bösen genauso eine moralische Verpflichtung darstellt wie die Allianz mit dem Guten. Werft uns ins Gefängnis, und wir lieben euch trotzdem noch. Zerbombt unsere Wohnhäuser und bedroht unsere Kinder, wir lieben euch trotzdem noch. Und eines ist sicher: Mit unserer Leidensfähigkeit werden wir euch zermürben. Eines Tages werden wir die Freiheit erlangen. Aber nicht für uns allein. Denn wir werden eure Herzen und euer Gewissen ansprechen und euch auf diesem Wege für uns gewinnen, sodass wir gleich doppelt siegreich sein werden.«[21]

Auch so spricht die Stimme des Gleichmuts. Und die wird in unserer zutiefst gespaltenen Welt dringend gebraucht.

Die Praxis des Gleichmuts, der Inklusion, kann viel Mut machen. Wie der Buddha sagte, geht Gleichmut mit unermesslichem innerem Frieden einher. Wer Frieden hat, erfreut sich zugleich großer Freiheiten. Und wer frei ist, hat auch weniger Angst.

Als ich das Urteil im Prozess gegen Derek Chauvin[22] hörte, war ich extrem erleichtert. Das entsetzliche Leiden George Floyds, der nach seiner Mutter rief, während sein Leben ausgelöscht wurde, hatte ich als herzzerreißend empfunden. Und es hat mich unglaublich empört. Wie viele andere wusste ich natürlich auch, dass der Schuldspruch George Floyds Ermordung nicht ungeschehen machen konnte. Ich meditierte auf die Erkenntnis der Inklusion sowie auf die Frage, was es hieße, nicht nur an die Qualen und Ungerechtigkeiten zu denken, die George Floyd und seine Familie sowie all die anderen von der Polizei getöteten Schwarzen und dunkelhäutigen Personen erleiden mussten, sondern auch an die Wirklichkeit Derek Chauvins und all der viel zu vielen Beamten, die in rassistisch motivierten Terror und die Ermordung unschuldiger Menschen verwickelt sind. Als ich Derek Chauvins Foto aus der Verbrecherkartei betrachtete, fiel mir auf, wie verloren er darauf wirkte.

Wann immer wir einander entmenschlichen, schneiden wir uns auch von der eigenen Menschlichkeit ab. Ich fragte mich, wie George Floyd und der wenige Jahre jüngere Derek wohl als Jungen waren. Denn im Grunde hätten sie ja sogar zusammen spielen können. Auch dachte ich an die

Konsequenzen der Tat, mit denen Chauvin jetzt leben muss, und fragte mich, ob er wohl je begreifen wird, was er da eigentlich getan hat, und ob er es je wirklich würde bereuen können.

Schauen wir uns Derek Chauvin mit den Augen der Weisheit an, sehen wir all die Nicht-Derek-Chauvin-Elemente, die ihn zu dem gemacht haben, der er ist, zum Beispiel die Vorherrschaft der Weißen und die gewalttätige, rassistische Geschichte des Polizeiapparats in den Vereinigten Staaten, um nur zwei Faktoren zu nennen. Wir sind ein Teil von Derek Chauvin, und er ist ein Teil von uns. Genau wie wir alle auch ein Teil von George Floyd sind und er ein Teil von uns.

So gesehen können wir alle viel von der tiefgreifenden Inklusion der heutigen abolitionistischen Bewegung lernen, die Wege aus der systemischen Benachteiligung sucht und versucht, die gefährlichen Überzeugungen auszurotten, die die Wurzel von so viel Hass bilden. Das kann natürlich nicht durch Strafen oder Vergeltung geschehen, sondern nur durch Korrektur, Heilung und Transformation. In *We Do This 'til We Free Us: Abolitionist Organizing and Transforming Justice* schreibt Mariame Kaba: »Die abolitionistische Bewegung steht für die Vision einer Gesellschaft, in der alle alles haben, was sie brauchen: Essen, ein Dach über dem Kopf, Bildung, ein gut entwickeltes Gesundheitswesen, Kunst, viel Schönes, sauberes Wasser und was sonst noch alles für die persönliche und soziale Sicherheit essenziell ist.«[23]

Eine derart starke, faszinierende Haltung des Gleichmuts und der Inklusion bietet sich auch für den Umgang mit unseren persönlichen Problemen beziehungsweise Schwierigkeiten an. Sie hält uns im Gleichgewicht, sodass wir zwar hin- und herschwanken wie das Weeble, das Stehaufmännchen, irgendwann aber unweigerlich wieder in unsere Mitte kommen. Es gibt bestimmte Sätze – richtiggehende Klassiker –, die gezielt der Entwicklung von Gleichmut und Inklusion dienen. Im Folgenden lade ich dich ein, sie beim Meditieren einmal auszuprobieren.

MEDITATION

Nimm dir zunächst ein paar Momente, um deinen Atem zu spüren, deinen Körper. Öffne dich, komm zur Ruhe, im Hier und Jetzt …

Visualisiere dich dann auf einer weitläufigen Lichtung oder großen Wiese. In der Ferne siehst du Bäume; über dir ist der weite Himmel. Öffne dich und mach es dir gedanklich an diesem ruhigen Plätzchen gemütlich.

Während du nun also auf der Lichtung oder Wiese sitzt, denk bitte an etwas, was dich aktuell bekümmert. Spür deinen Körper, während du dich damit befasst. Vielleicht geht es um eine Entscheidung, die du treffen musst, um eine heikle Unterredung, die dir bevorsteht, oder einen Konflikt, in dem du dich gerade befindest.

Lade jetzt dein Problem, deine Frage, den Kummer oder die zu erwartende Veränderung zu dir auf diesen großen offenen Platz ein. Vielleicht nimmt diese Schwierigkeit irgendwie Gestalt an, eine Form, eine Farbe; womöglich erinnert sie dich an ein Lebewesen. Genauso gut kann es sich aber auch um ein Gefühl, ein Geräusch oder einen Geruch handeln. Was immer es sein mag, lass es an dich heran, versuch dir einen Eindruck davon zu verschaffen.

Stell dir dann einen Kreis vor, der um euch beide gezogen ist. Der Durchmesser beträgt nur wenige Meter. Du und deine Frage oder Schwierigkeit seid also nahe beieinander. Spüre, wie sich das körperlich für dich anfühlt.

Äußere dann die folgenden zwei Wünsche:

Möge ich mich diesem Moment öffnen können – genau so, wie er ist.
Möge ich mich mit meinen Lebensumständen wohlfühlen.

Wiederhole leise jeden Satz fünfmal.

Sieh nun, wie der Kreis größer wird – vielleicht knapp zehn Meter im Durchmesser. Gefällt dir, dass du jetzt mehr Raum für dich und dein Problem hast? Wie fühlst du dich? Was geht körperlich in dir vor?

Arbeite dann mit dem folgenden Satz für Gleichmut:

Sosehr ich mir auch wünschen würde, dass die Dinge anders wären, sind sie momentan genau so, wie sie sind.

Der Kreis erweitert sich ein weiteres Mal; diesmal auf einen Durchmesser von zwanzig bis dreißig Meter. Wie geht es dir damit? Wie fühlst du dich?

Vertiefe deine Versenkung in die Gleichmut:

Möge ich mich mit Verständnis und Gleichmut für den Fluss der Freuden und Sorgen öffnen.

Jetzt wird der Kreis so groß wie die gesamte Lichtung, die ganze Wiese und bietet sehr viel Platz.

Du kannst frei entscheiden, wo du hinwillst und welche Beziehungen du eingehen möchtest. Schließlich ist es *deine* Frage, um die es hier geht. *An welchem Punkt der grünen Fläche möchtest du dich aufhalten?* Begib dich gedanklich dorthin. *Wo im Verhältnis zu dir befindet sich deine Frage, das Problem?* Achte darauf, wie sich deine Wahl körperlich für dich anfühlt. Atme in sie hinein. Lass alles so sein, wie es ist.

Solltest du die Wünsche von eben als hilfreich empfunden haben, arbeite mit ihnen weiter; anderenfalls lass sie los:

Möge ich mich diesem Moment öffnen können – genau so, wie er ist.
Möge ich mich mit meinen Lebensumständen wohlfühlen.

Setz dich jetzt wieder in die Mitte der Wiese beziehungsweise Lichtung. Deine Frage, dein Problem kann ganz in deiner Nähe sein oder auch weiter weg. Zusammen beobachtet ihr, wie die Sonne über den Baumwipfeln untergeht, und genießt die Schönheit dieses Augenblicks.

Schau, ob du dir irgendwie klarmachen kannst, dass alles gut ist – und das, obwohl du deine Schwierigkeit noch nicht behoben, noch keine Antwort auf deine Frage gefunden hast. Kraft, Klarheit und Zielorientierung brauchst du natürlich auch weiterhin. Auf Frust, Angst und Nervosität aber musst du nun, was deine Problematik angeht, keine Energie mehr verschwenden. Atme die Schönheit, die Leichtigkeit des Moments ein.

Möge ich mich diesem Moment öffnen können – genau so, wie er ist.

Kehre dann allmählich in deinen Körper und in den gegenwärtigen Augenblick zurück, bewege deine Hände und Füße ein wenig, öffne langsam die Augen.

Und wenn ich mich erhebe,
möge ich mich erheben wie ein Vogel,
voller Freude.
Und wenn ich falle,
möge ich anmutig wie ein Blatt vom Baum fallen,
ohne Bedauern, ohne Reue.

Plum-Village-Lied

Im Alltag
Größeren Gleichmut bringen wir dadurch in den Alltag, indem wir uns vor Augen führen, dass die anderen wir sind und wir die anderen. Dafür gibt es eine wirksame Übung: Wann immer du tagsüber Menschen, Tieren, Pflanzen, Situationen begegnest, kannst du dir wortlos versichern: »Das bin ich.« Bei einer Blume oder einem Baum etwa: »Das bin ebenfalls ich.« Und bei einer Person: »Sie ist ebenfalls ich. Ich bin auch sie.«

Um schwierigen Zeiten besser begegnen zu können, haben wir uns in unserem achten Kapitel mit praktiziertem Gleichmut und Loslassen befasst.

JOURNALING-ÜBUNG

Wie kann dich die Praxis von Gleichmut und Inklusion bei der Bewältigung der Schwierigkeiten unterstützen, mit denen du momentan konfrontiert bist?

Indem sie meine Aufgeschlossenheit so fördert, dass ich die nächste Sprosse der Leiter erreichen kann.

Dadurch, dass sie mir hilft, mich zu entspannen und mich nicht an den von mir gewünschten Ausgang zu klammern.

Indem sie mir hilft, die Situation aus unterschiedlichen Perspektiven heraus zu betrachten, sodass ich mehr Möglichkeiten erkennen und wahrnehmen kann.

Dadurch, dass sie mir hilft, die Fakten zu akzeptieren und meinen Widerstand aufzugeben.

Falls eine dieser Antworten eine Saite bei dir zum Klingen bringt, könntest du nun noch ein paar Sätze darüber schreiben, wie du sie auf die Bewältigung deines Problems anwenden kannst.

KAPITEL 9

DAS GUTE BEGÜNSTIGEN UND VERSTÄRKEN

> Ab einem gewissen Punkt im Leben reicht die Schönheit der Welt vollkommen aus.
>
> *Toni Morrison*
>
> Teerbaby[24]

> Mitten im tiefsten Winter wurde mir endlich bewusst, dass in mir ein unbesiegbarer Sommer wohnt.
>
> *Albert Camus*
>
> Heimkehr nach Tipasa[25]

Mitunter denken wir, dass wir nur dann glücklich und zufrieden sein können, wenn alles Leiden völlig verschwunden ist – dass beide Zustände nicht koexistieren könnten.

Aus Erfahrung weiß ich jedoch, dass es auch in schwierigen Zeiten möglich ist, sich auf das Gute an sich selbst und um einen herum zu konzentrieren. Dann brauche ich es sogar am allermeisten. Angesichts von Veränderungen und Umwälzungen ist die Förderung und Verstärkung des Guten für unser Wohlbefinden und unsere Resilienz von entscheidender Bedeutung.

Im fünften Kapitel haben wir über die Pflege der Samenkörner im menschlichen Speicherbewusstsein gesprochen und erfahren, dass alles wächst, was wir im Alltag wässern. Je besser wir die Saat für gesunde Entwicklungen pflegen, desto stärker wird sie und umso besser sind wir für die Stürme des Lebens gerüstet.

Und während wir diese gesunden Samen hegen, gehen die des Ungesunden von selbst ein, ohne dass wir irgendetwas tun müssen, um sie zu schwächen – einfach weil wir der Saat, die wir manifestieren möchten, mehr Aufmerksamkeit schenken. Und wenn ein gesundes Samenkorn aufgeht, regt es zugleich andere schöne, gesunde Saaten in unserem Speicherbewusstsein an. Sie alle werden auf diese Weise stärker und widerstandsfähiger.

Eine sehr effektive Methode, das Gute zu fördern, ist die Dankbarkeit. Der Wissenschaftlerin und Aktivistin Joanna Macy zufolge ist das Praktizieren von Dankbarkeit zwar in guten Zeiten wichtig, noch bedeutender aber in den schlechten, wenn sich die Dinge nicht erwartungsgemäß entwickeln. Denn dann hilft sie uns, das Gleichgewicht nicht zu verlieren. Sie beruhigt den hektischen Geist und unterstützt uns dabei, die bestehenden Möglichkeiten nicht aus dem Blick zu verlieren. Wenn ich niedergeschlagen bin, es mir aber gelingt, mich auf Dinge zu fokussieren, für die ich dankbar bin, fühle ich mich innerlich gleich weniger eingeengt. Meine Bedrückung verschwindet vielleicht nicht völlig, aber ich bekomme ein wenig Auftrieb.

Vor einigen Jahren statteten mir meine drei Cousinen mütterlicherseits einen zweiwöchigen Besuch ab. Zu der Zeit waren sie acht, zehn und zwölf. Nachdem ich ihnen von meiner Gewohnheit erzählt hatte, vor dem Essen immer an etwas zu denken, wofür ich dankbar bin, taten wir es bei jeder Mahlzeit – alle gemeinsam. Nach den vierzehn Tagen fuhren wir zusammen mit dem Zug zu einer Familienfeier. Die Reise schien kein Ende nehmen zu wollen. Irgendwann waren wir alle müde, reizbar und ziemlich durch den Wind. Die Zehnjährige, die neben mir saß, war sauer auf ihre ältere Schwester, weil diese keine Lust hatte, sich kurz mal von ihrem Handy zu trennen. Die Jüngere schmollte und stand kurz davor, in die Luft zu gehen. Freundlich fragte ich sie, ob sie bereit sei, eine Übung mit mir zu machen und zu schauen, ob es ihr danach besser ging. Als sie zustimmte, bat ich sie, an ihre Mutter und etwas, was sie an ihr mochte, zu denken. Ihr fiel schnell etwas ein. Weiter ging's mit der Großmutter, der jüngeren und der älteren Schwester (der, auf die sie so wütend war); und an jeder dieser Personen fand sie etwas, was sie zu schätzen wusste. Anschließend erkundigte ich mich, was sie an sich selbst mochte. Während sie allerlei Eigenschaften von sich aufzählte, verbesserte sich ihre Laune spürbar. Und als ich sie fragte, wie sie sich jetzt fühle, sagte sie: »Schon viel besser.« Ich erklärte ihr, dass sie diese Übung jedes Mal machen könnte, wenn sie Zorn oder Ärger empfand, und sie versprach, es zu versuchen.

Am nächsten Tag versammelte sich die ganze Family im Haus meines Vaters. Wir hatten einen tollen Brunch vorbereitet und konnten es kaum erwarten, mit dem Essen anzufangen. Als die drei Mädchen eintrafen, baten sie uns: »Momentchen, bitte. Bevor es losgeht, wollen wir ein Spiel mit euch spielen.« Vor jeden Teller legten sie ein Zettelchen und erklärten, darauf stehe jeweils der Name einer der anderen Personen am Tisch, und wir sollten reihum etwas sagen, was wir an dem oder der Betreffenden mochten. Zunächst waren alle von diesem Vorschlag überrascht, weil wir das natürlich noch nie gemacht hatten. Aber als es nun reihum ging, öffneten sich die Herzen, und die Mienen hellten sich auf. Es war ein beinahe schon heiliger Moment.

Meister Eckhart, der Dominikanermönch aus dem Spätmittelalter, schrieb: »Wäre das Wort ›Danke‹ das einzige Gebet, das du je sprichst, so würde es genügen.«

Einmal leitete ich in Berlin ein Retreat für junge Erwachsene – und eine Woche später eines für Künstlerinnen und Künstler. Einer der Teilnehmer der ersten Woche meldete sich auch für die zweite Zusammenkunft an. Er hatte sich gerade von seiner langjährigen Partnerin getrennt und litt schrecklichen Kummer. In dem Retreat sprach ich über fünf von Shawn Achor zusammengestellte, wissenschaftlich anerkannte Übungen, die wir täglich machen können, um unsere Zufriedenheit zu steigern. Ich nenne sie die fünf Glücke:

Meditieren oder beten.
Sport treiben.

Sich drei neue Dinge vor Augen führen, für die man dankbar ist.

Wahllos oder ganz bewusst etwas Gutes tun.

Sich regelmäßig einen schönen Moment aus den vergangenen vierundzwanzig Stunden notieren.[26]

Während des ersten Retreats hatte sich der junge Mann vorgenommen, jeden Tag alle fünf Übungen zu machen. Am folgenden Wochenende berichtete er, er sei zwar sehr verzweifelt nach Berlin gekommen, die fünf Übungen hätten jedoch in den vergangenen Tagen schon so weit funktioniert, dass er inmitten seines tiefen Schmerzes auch Freudvolles erleben konnte.

Wissenschaftliche Artikel dokumentieren darüber hinaus, welche positiven Effekte die Dankbarkeit auf unsere Gesundheit hat. So senkt sie unter anderem den Blutdruck, verbessert den Schlaf, stärkt das Immunsystem, und außerdem trägt sie zur Verringerung von Konflikten sowie zu größerer Zufriedenheit in Beziehungen bei. Alles in allem tut uns die Dankbarkeit gerade auch in schwierigen Zeiten besonders gut.

Beim Achtsamkeitstraining können wir lernen, in jeder Situation Zufriedenheit und inneren Frieden zu empfinden; selbst in wirklich schwierigen Momenten. Wie der Buddha schon sagte: »Das Glück liegt im Augenblick.« Und »im Augenblick« heißt: jetzt, genau in diesem Moment. Wir können unsere Aufmerksamkeit auf die bereits vorhandenen Voraussetzungen für Glück und Zufriedenheit lenken, statt irgendwo anders oder in der Vergangenheit beziehungsweise Zukunft danach zu suchen.

Thay hat uns oft empfohlen, unser Leben so zu leben, dass wir uns dadurch letztlich eine schöne Vergangenheit schaffen. Als Nonne bin ich einmal mit einer Schwester und zwei Brüdern nach Südafrika und Botswana gereist, um dort Retreats zu leiten. Da wir in Johannesburg einen mehrstündigen Zwischenstopp hatten, beschlossen wir, ein Meeting abzuhalten. Einer der beiden Mönche hatte vietnamesische Vorfahren und war ein richtiggehender Teemeister. Bevor wir mit der Planung unserer verschiedenen Aktivitäten begannen, wollte er uns Tee servieren. Also packte er seine zerbrechliche Tonkanne, vier gläserne Schälchen, eine Thermosflasche und eine Handvoll Teeblätter aus – alles Dinge, die mir auf einer so langen Reise total unpraktisch erschienen. Die Thermoskanne hatte er mit kochend heißem Wasser gefüllt, mit dem er zunächst die Teeblätter kurz benetzte und das er dann in die Schälchen füllte, um sie leicht anzuwärmen. Danach ließ er den Tee ziehen und goss jedem von uns eine kleine Portion ein – duftend und köstlich. Dieses besondere Ritual brachte uns alle dazu, einen Gang runterzuschalten und den Moment zu genießen. Waren wir zuvor noch eher genervt gewesen, hatten wir während des Teetrinkens Spaß miteinander, lachten viel und entspannten uns. – Auf diese achtsame Art und Weise bediente uns der Mönchskollege von nun an vor jedem weiteren Meeting auf der Reise. Jedes Mal genossen wir unsere Pause, die gemeinsame Zeit, in der wir einfach nur da waren. Und da wir einander bei jeder dieser Gelegenheiten näherkamen, wurde auch unsere Zusammenarbeit immer besser.

Den letzten Tag schließlich hatten wir ganz für uns. Unsere neuen Freunde nahmen uns auf eine Waldwanderung mit, die an einen Wasserfall führte. Es war toll! Da wir den Wasserfall an der anderen Seite wieder hochklettern wollten, mussten wir den Waldsee durchqueren. Dabei fiel mir auf, dass besagter Mönchskollege nur mit einem Arm Schwimmbewegungen machte und mit der Hand des anderen seine Tasche auf dem Kopf festhielt. Was das sollte? Ich hatte keine Ahnung.

Am anderen Ufer angekommen, stiegen wir über riesige Geröllbrocken nach oben – ein Anstieg von etwa fünfzehn Metern – und kamen zum Ausgangspunkt des Wasserfalls. Dort nahmen wir auf einem großen Felsen Platz, von dem aus wir einen perfekten Rundumblick hatten. Und plötzlich erschienen wie aus dem Nichts die tönerne Kanne, die Glasschälchen, der Tee und eine Thermosflasche mit kochend heißem Wasser. Ich war völlig von den Socken. Und fühlte mich so geehrt! Wie eine Königin, die an diesem majestätischen Ort ihren Tee serviert bekommt. Ich muss immer noch lächeln, wenn ich an diesen Moment zurückdenke.

Selbst in schwierigen und herausfordernden Phasen können wir immer noch Möglichkeiten finden, uns und andere so zu begeistern, dass wir damit eine schöne Vergangenheit kreieren. Wenn wir uns ganz bewusst Dinge vor

Augen führen, für die wir dankbar sein können, stellen wir auch inmitten größter Probleme fest, dass doch nicht alles schlecht ist.

MEDITATION

Das Gute nähren

Komm zunächst einmal in deinem Körper an. Spür deine Atmung, nimm die Umgebung sowie alle Geräusche um dich herum bewusst wahr und verbinde dich mit deinen körperlichen Empfindungen. Öffne dich voller Akzeptanz und Güte für alles, was sich sowohl physisch als auch mental und psychisch bei dir abspielt.

Gib allen Sorgen, Frustrationen oder Schwierigkeiten Raum, die sich bei dir – sei es im Körper, sei es im geistigen Bereich – bemerkbar machen. Erkenne sie an und widme dich ihnen behutsam. Atme in sie hinein. Nimm alles zur Kenntnis, ohne irgendetwas verdrängen zu wollen.

Und nun schau so langsam, ob du dich für Dinge öffnen kannst, die gerade *nicht* danebengehen. Nimm bewusst alles wahr, was trotz deiner Probleme, Schwierigkeiten oder Schmerzen gut funktioniert; körperlich oder geistig. Versuch die Koexistenz dieser beiden Zustände beziehungsweise Befindlichkeiten zu spüren: einerseits Probleme und andererseits Gutes, Erfreuliches.

⁀

Fühl dich eingeladen, dich wertzuschätzen: für deine Praxis sowie für deinen Wissensdurst und die Bereitschaft, dich persönlich weiterzuentwickeln. Irgendetwas in dir steckt voller Energie und ist motiviert, zu wachsen und sich zu vertiefen; diesem Etwas ist sehr an deinem Innenleben gelegen, daran, dass du glücklich und zufrieden bist. Spür das Gute an diesem Impuls, der dich ursprünglich veranlasst hat, die Praxis überhaupt aufzunehmen. In ihm spiegelt sich der Glaube an dich selbst und die dir innewohnende Güte wider. Spür diesen Impuls auch in deinem Körper. Mach dir die Eigenschaften, die Merkmale dieser inneren Kraft von Herz/Geist bewusst. Öffne dich ihr und lass sie in dir wachsen. Verankere sie in einem Bereich deines Körpers, der sich dafür anbietet. – Und schau, ob ein Teil von dir diese Kraft vielleicht für ganz selbstverständlich hält und sich eher auf die Aspekte von dir fokussiert, an denen etwas »verbessert« werden könnte. Finde heraus, ob du irgendeine Form von Widerstand gegen das Gute in dir hast. Und wenn ja, schau, ob du ihm jetzt, in diesem Moment, etwas mehr Raum geben kannst.

⁀

Führ dir jetzt auch noch andere Dinge vor Augen, für die du dankbar bist. Zum Beispiel, wie gut dein Körper funktioniert, dass dein Herz noch schlägt, die Lunge arbeitet und deine Haut dein inneres Gewebe schützt.

Empfinde Dankbarkeit für geliebte Menschen oder Haustiere in deinem Umfeld oder auch für Personen, von denen du in der Vergangenheit unterstützt wurdest. Verbinde dich mit ihrer Präsenz und mach dir bewusst, inwiefern sie dein Leben positiv beeinflussten.

Denke dann darüber nach, wie du anderen zur Seite gestanden hast – und empfinde auch dafür Dankbarkeit: für dein Mitgefühl, deine Güte und Freundlichkeit anderen gegenüber. Spüre, was du im Leben anderer zum Positiven verändert hast und dass das durchaus Bedeutung hat.

Öffne dich jetzt der Dankbarkeit für die Welt, die dich umgibt: die Erde, die dich in diesem Moment hält, die Sonne, die Tag für Tag aufgeht, die Luft, die Leben überhaupt erst ermöglicht, das Wasser, die Sterne, die Meere. Spür die Vitalität, die in diesem Moment durch deine Adern pulsiert, und die Dankbarkeit, die du dafür empfindest. Spür bei jedem Schritt, den du machst, das Geschenk des Lebens.

Spür deine Dankbarkeit auch körperlich. Fühl dich von ihr genährt und gestärkt.

Und beobachte, ob dir vielleicht Ideen kommen, wie du heute noch oder in nächster Zeit eine schöne Vergangenheit für dich und deine Lieben erschaffen kannst.

Im Alltag

Die fünf Glücke, wie ich sie nenne, kannst du täglich praktizieren, indem du in deinem Tagesablauf Platz schaffst für Meditation, Sport, Dankbarkeit, einen beliebigen Akt der Freundlichkeit oder dadurch, dass du dir regelmäßig einen schönen Moment aus den vergangenen vierundzwanzig Stunden notierst.

Du könntest zum Beispiel eine Dankbarkeitspartnerschaft eingehen und mit der betreffenden Person täglich oder vielleicht auch nur einmal pro Woche Textnachrichten tauschen, in denen ihr einander mitteilt, wofür ihr dankbar seid. Eine Lehrerin, die ich kenne, hat vor sieben Jahren eine Dankbarkeitsgruppe mit mehreren Teilnehmern ins Leben gerufen, die heute noch Bestand hat.

Genauso gut kannst du dir vor den Mahlzeiten überlegen, wofür du in diesem Moment Dankbarkeit empfindest.

Oder eine andere schöne Idee: Vielleicht magst du ja eine Woche oder vierzehn Tage lang jemandem aus deiner Familie oder deinem Umfeld eine E-Mail beziehungsweise Kurznachricht schicken, in der du die Wertschätzung zum Ausdruck bringst, die du dieser Person gegenüber empfindest. Beobachte, wie das wiederum auf dich zurückwirkt.

In unserem neunten Kapitel haben wir die Stärkung des Guten sowie die Kraft der Dankbarkeit erörtert – insbesondere in schwierigen Lebensphasen.

JOURNALING-ÜBUNG

Welche der folgenden, bewiesenermaßen wirksamen Möglichkeiten, Zufriedenheit und Wohlbefinden zu steigern, gefallen dir am besten und lassen sich auch besonders gut in deinen Alltag integrieren?

Meditation oder Gebet

Sport

Reflexion über und Bekundung von Dankbarkeit

Beliebige Akte der Freundlichkeit

Schriftliche Dokumentation eines schönen Moments

Und warum?

Wie kannst du deine Saatkörner von Glück, Zufriedenheit und Freude wässern und düngen?

KAPITEL 10

WIR WURDEN FÜR DIESE ZEITEN GESCHAFFEN

> Verliert nicht den Mut, meine Freundinnen und Freunde. Wir wurden für diese Zeiten geschaffen. Gerade höre ich von so vielen, die zutiefst verwirrt sind. … Wir leben in einer Zeit, in der wir fast täglich Verwunderung und oftmals gerechten Zorn empfinden angesichts der Herabwürdigung der Dinge, die im Leben am wichtigsten sind. … Eure Einschätzung ist vollkommen richtig. … Und doch fordere ich euch dringend auf und bitte euch von Herzen, ihr sanftmütigen Menschen: Bitte lasst euch von diesen schwierigen Zeiten nicht runterziehen. Verliert vor allem die Hoffnung nicht. Denn Tatsache ist: Gerade für Zeiten wie diese sind wir geschaffen. Ja, genau. Seit Jahren lernen wir, üben wir, trainieren und warten wir auf diesen Moment, in dem es mehr denn je auf unser Engagement ankommt.
>
> *Clarissa Pinkola Estés*
>
> »Letter to a Young Activist During Troubled Times«[27]

Als Teenager habe ich zahlreiche Lebensgeschichten von und Romane über Aktivist*innen der Bürgerrechtsbewegung gelesen; über ihre mutigen, herausfordernden und intelligenten Aktionen, bei denen sie teilweise sogar ihr Leben aufs Spiel setzten und ihre Familien in Gefahr brachten, um einen Beitrag zur Veränderung unserer Gesellschaft zu leisten. Ich weiß noch genau, wie sehr ich mich damals ärgerte, nicht früher zur Welt gekommen zu sein; denn wie gern hätte auch ich Geschichte geschrieben wie sie.

Die Herausforderungen, mit denen sich die Menschheit aktuell konfrontiert sieht, sind unvergleichlich. Wissenschaftler*innen des Weltklimarats sind der Auffassung, dass uns nur noch bis 2030 Zeit bleibt, um die Emission von Kohlendioxid und anderen Treibhausgasen um fünfundvierzig Prozent zu reduzieren und so unseren Planeten bewohnbar zu halten. Eng mit der Aufgabe, gut auf unsere einzige Erde aufzupassen, verbunden sind die erforderliche Abschaffung der Vorherrschaft der Weißen, des rassistischen Kapitalismus, des schädlichen Patriarchats, von weltweiter Armut, Homophobie, Fremdenfeindlichkeit sowie deren tieferen Ursachen: Habgier, Hass und Verblendung.

Deshalb bin ich inzwischen der Ansicht, dass ich zu keiner anderen Zeit hätte geboren werden sollen. Wie wir wissen, sind die grundlegenden Freiheiten, die wir momentan genießen, den großen Opfern zu verdanken, die die vielen jungen Aktivistinnen und Aktivisten der Bürgerrechtsbewegung gebracht haben. Und ich glaube, dass jeder von uns dazu aufgerufen ist, ihre Arbeit auf neue Art und Weise weiterzuführen, um noch größere Freiheiten und einen entschiedeneren Aufbruch zu erstreiten – auf dass wir wahrhaft harmonisch und altruistisch zusammenleben können: mit der Welt und all ihren Bewohnern.

Als es bei mir darum ging, die Entscheidung, das Klosterleben aufzugeben, tatsächlich umzusetzen, empfand ich große Angst. Ich hatte keine Ahnung, wie es mit mir weitergehen sollte; ich würde Sicherheit, Liebe und Zugehörigkeit zugunsten einer vollkommen ungewissen Zukunft ohne die geringsten Garantien aufgeben. Trotzdem wusste ich, dass ich den Sprung machen, meine Komfortzone verlassen und schauen musste, was mich erwartete. Dies war das erste Mal, dass ich eine Entscheidung traf, die nur von wenigen der Menschen gutgeheißen wurde, die ich liebte und respektierte. Doch als ich meiner Intuition folgte und auf meine innere Stimme hörte, wurde mir klar, dass ich mich hundertprozentig auf diese Stimme verlassen konnte.

Sowie ich den ersten kleinen, vorsichtigen Schritt ins Unbekannte machte, war es, als erhebe sich die Erde, um meinem Fuß entgegenzukommen, und unterstütze mich. Schon die erste Einladung zu lehren führte zur nächsten. So konnte ich bald selbst für meinen Lebensunterhalt aufkommen. Ich kam mit Gemeinschaften in Kontakt, die mich willkommen hießen, obwohl ich zu der Zeit noch nicht genau wusste, wo ich hingehörte, und sicherlich viel Unsicherheit ausstrahlte. Doch jeder Auftritt bestärkte mich und gab mir mehr Selbstvertrauen. Ich konnte es schaffen!

Das Leben forderte mich zum Weitermachen auf und unterstützte mich an jeder Weggabelung; selbst wenn ich ein, zwei Schritte zuvor selbst noch nicht gewusst hatte, wohin mich die Reise führen würde. Also machte ich einfach weiter, und ganz natürlich ergab sich ein Weg für mich. Wie schon der Dichter Antonio Machado schrieb: »Der Weg entsteht im Gehen.«

Fast zwanzig Jahre lang hatte ich ein in unserer Community beliebtes Lied gesungen. Übersetzt trägt es den Titel »Hier ist das Reine Land«. Darin heißt es unter anderem: »Der Sangha-Körper ist überall; mein wahres Zuhause genau hier.« (Mit »Sangha-Körper« ist die Gemeinschaft all derer gemeint, die sich auf dem Pfad der Achtsamkeit und des Mitgefühls üben.) Die tiefere Bedeutung dieser Liedzeile kam mir jedoch erst zu Bewusstsein, als ich das Kloster verlassen hatte und von spirituellen Communitys auf der ganzen Welt herzlich aufgenommen wurde.

Als Nonne hielt ich die Klostergemeinschaft für den einzigen Ort, an dem ich wahrhaft praktizieren konnte. Und ein Teil meiner Angst, sie zu verlassen, beruhte auf der Befürchtung, ohne die Rund-um-die-Uhr-Unterstützung der im Kloster Lebenden auch meine Praxis zu verlieren. Als ich dann aber auf meinen Reisen anfing, Retreats und andere Veranstaltungen ganz auf mich allein gestellt zu leiten, kam ich in immer intensiveren Kontakt mit engagierten Laiengemeinschaften, die unglaubliche Energie aufbrachten, um ihre lokalen Gruppen durch Achtsamkeit aufzubauen und zu pflegen.

Meine früheren Reisen hatte ich immer mit einer anderen Nonne zusammen unternommen. Nachdem ich jetzt aber mit den Communitys, die ich besuchte, allein war, waren wir – die Gruppen und ich – mehr aufeinander angewiesen. Die Grenzen zwischen Nonnen und Laien begannen zu verschwimmen, und ich fühlte ich mich von einem Sangha-Körper gehalten und gestützt, der in Wahrheit überall war. So spürte ich, dass mein wirkliches Zuhause genau hier ist, nicht nur im klösterlichen Kreis der Nonnen und Mönche, sondern auch mitten im Trubel einer Stadt, umgeben von allen möglichen Menschen. Mein wahres Zuhause ist überall, wo praktiziert wird, überall, wo ich mich bewusst mit anderen verbinden und mit ihnen den Pfad beschreiten kann. Allmählich spürte und begriff ich, dass ich längst alles hatte, was ich brauchte.

Die Erkenntnis, dass mein wahres Zuhause immer genau da ist, wo ich bin, erfüllt mich mit Dankbarkeit und Respekt gerade auch für die wertvollen Beiträge, die monastische Gemeinschaften und Klöster für unsere Welt leisten; ohne sie hätte ich nie diejenige werden können, die ich heute bin. Sie spielen für den Erhalt des Kerns vieler unserer Traditionen eine einzigartige Rolle. Ich fühle mich der klösterlichen Sangha und ihren edlen Praktizierenden auch jetzt noch tief verbunden.

In schwierigen Zeiten oft besonders stressig ist das Gefühl, unvorbereitet zu sein, überrascht zu werden, irgendwie die Kontrolle verloren zu haben. Doch gerade wenn wir den

Blick auf dieses Fehlen von Netz und doppeltem Boden lenken, auf den Kontrollverlust, können wir innerlich in Balance bleiben und uns auf die vielen *bereits vorhandenen* Möglichkeiten besinnen, dem Unerwarteten zu begegnen. Dies gilt nicht nur für uns als Individuen, sondern auch kollektiv. Die folgende Weisheit stammt von einem nicht namentlich genannten Ältesten der Hopi in Oraibi, Arizona:

> Es gibt einen Fluss, der gerade sehr schnell fließt. Er ist so groß und geschwind, dass er manchen Leuten Angst einjagen wird. Sie werden dann versuchen, das Ufer nicht zu verlassen. Sie werden das Gefühl haben, von den anderen isoliert zu sein und heftig leiden zu müssen. Doch wisset, dass der Fluss ein Ziel hat. Wie die Ältesten sagen, müssen wir das Ufer verlassen, uns in die Mitte des Flusses begeben, die Augen offen halten und den Kopf über Wasser. Ich füge hinzu: Schaut euch um, wer da alles bei euch ist, und feiert mit ihnen. An diesem Punkt der Geschichte dürfen wir nichts persönlich nehmen – und schon gar nicht uns selbst. Tun wir dies nämlich, kommt unser spirituelles Wachstum zum Stillstand und unsere Reise endet.
>
> Die Zeiten des einsamen Wolfes sind vorbei. Tut euch zusammen! Verbannt jeden Gedanken an Kampf aus euren Köpfen, eurer Haltung und eurem Wortschatz. Alles, was wir jetzt tun, muss feierlich und auf heilige Art und Weise geschehen.
>
> Denn die, auf die wir warten, sind wir selbst.

Obwohl der Fluss nur so dahinrast, hat er ein Ziel. Darauf können wir vertrauen. Zu kennen brauchen wir dieses Ziel nicht. Was wir allerdings müssen: die Augen offen halten, schauen, wer noch alles bei uns ist, und feiern. Denn wir sind diejenigen, auf die wir schon so lange warten.

Mit welchen Plackereien und Veränderungen du es momentan auch zu tun haben magst, vergiss nicht: Wir wurden für diese Zeiten geschaffen. Sobald wir nach Hause zurückkehren – in den gegenwärtigen Moment –, sobald wir Achtsamkeitsübungen machen wie die, die in diesem Buch vorgestellt werden, bereitet uns jeder Atemzug, jeder Schritt auf die Begegnung mit dem Leiden und den Herausforderungen dieses Moments vor.

Bei unserer letzten Meditation bedienen wir uns der Kraft des Visualisierens. Visualisieren wir uns selbst bei einer bestimmten Tätigkeit, reagieren Hirn und Körper so, als würden wir es in Wirklichkeit tun. Auf diese Weise sind wir in dem Moment, in dem wir diese Tätigkeit real verrichten, viel besser vorbereitet. Sportlerinnen und Tänzer bedienen sich dieser Technik regelmäßig, um ihr Können zu verfeinern. Als Meditierende können wir das auch!

MEDITATION

Such dir eine bequeme Position. Spüre, wie Ruhe in deinen Körper einkehrt und du allmählich ankommst. Verbinde dich mit deinem Atem. Genieße ein tiefes Luftholen und das lange, gemächliche Ausatmen. Bleib in diesem Moment; ganz bei dir und in Verbundenheit mit der Erde.

Visualisiere dann, wie du dich nach und nach durch dein Problem oder die gerade anstehende Veränderung hindurchbewegst. Immer weiter. Schau dir an, wie du aussiehst und dich fühlst, wenn sich der Sturm letztlich gelegt hat: zuversichtlich, friedvoll …

Im Folgenden führe ich dich durch eine Visualisierung, in der du siehst, wie du jeder Herausforderung, Angst oder Verwirrung mithilfe der Tools aus diesem Buch begegnest.

Stell dir vor, wie du nach Hause kommst – in deinen Körper, in deinen Geist. Um dir eine ansprechende Zukunft zu erschaffen, nimmst du dich des gegenwärtigen Moments bestmöglich an. So langsam wirst du in dieser Übung so gut, dass sie zur Gewohnheit wird und du dich öfter in dir zu Hause als nicht zu Hause fühlst. Wie macht sich das körperlich für dich bemerkbar?

Stell dir jetzt vor, dass du dich zurücklehnst und voller Vertrauen auf das Unbekannte einlässt. Derweil ruhen all die großen Fragen oder Probleme, die dich umtreiben, auf dem Boden deines Geistes und gelangen in dem ihnen eigenen Tempo zur Reife. Du hast dafür die erforderliche Geduld und innere Ruhe. Spüre, wie beide sich von Tag zu Tag vertiefen.

Du kultivierst dieses große, gütige Herz, das immer annehmender wird – vor allem dem Leiden gegenüber –, sodass du die Dinge durch deinen eigenen Widerstand nicht noch schlimmer machst. Wie fühlt es sich an, alles akzeptieren zu können, was auf dich zukommt – und keine Angst zu haben? Mach dich mit diesem Zustand vertraut.

Beobachte dich dabei, wie du dein Problem voller Zuversicht anpackst, und zwar, indem du dich zum Stamm deines inneren Baumes begibst, tief in den Bauch atmest und achtsam einen Schritt nach dem anderen machst. Solltest du weitere Übungen benötigen, die dich ans Ziel bringen, wirst du sie auf dem Weg entdecken und in deine Praxis integrieren. Spür jetzt tief im Inneren dein Selbstvertrauen und das Wissen, dass dir zahlreiche Tools zur Verfügung stehen, auf die du im Fall der Fälle jederzeit zurückgreifen kannst.

Beim Ein- und Ausatmen nimmst du dich vor deinem inneren Auge aller womöglich beunruhigenden Empfindungen voller Mitgefühl und Achtsamkeit an. Dabei befreist du dich mehr und mehr von destruktiven Denk- und Verhaltensmustern, bis sie immer weniger Einfluss auf dich haben. Welchen Ausdruck nimmt dein Gesicht an, während du geschickt an deinen starken Emotionen arbeitest? Was passiert dabei in deinem Körper? Spür das jetzt alles ganz genau.

Visualisiere, dass du dir der ewigen Vergänglichkeit beziehungsweise Unbeständigkeit bewusst bist; stell dir bildlich vor, dass dich die Fünf Erinnerungen gemahnen, der Unvermeidbarkeit von Verlusten und Trennungen mit offenem Herzen und klarem Verstand zu begegnen.

Schau, wie der Tumult der Acht Winde der Welt dich vollkommen unberührt lässt; weder Lob noch Tadel kommen mehr an dich heran; du bleibst im Zentrum des Rades, tauchst unter die Oberfläche der Wellen, um mit dem Frieden und der unermesslichen Weite des Wassers in Kontakt zu kommen. Wie fühlt sich das Leben in dem Wissen an, dass du kein separates Ich bist, sondern von allem und jedem erfüllt? Nimm die ruhige Klarheit, die daraus resultiert, bewusst wahr.

Und beobachte mit einem gelösten Lächeln auf den Gesichtszügen, wie du dich in der großmütterlichen – der gleichmütigen, inkludierenden – Liebe übst, die keine Anhaftung und kein Klammern kennt. Dein inneres Stehaufmännchen kommt von allein immer wieder in seine Mitte. Wie fühlt es sich an zu wissen, dass du dir vertrauen und dich immer besser mit deinen Lebensbedingungen arrangieren kannst? Du bist in der Lage, alles Gute zu verstärken und auf geschickte Art und Weise Dankbarkeit an den Tag zu legen – gerade in schwierigen Lebensphasen. Du verstehst dich darauf, für dich und andere besonders schöne Momente zu erschaffen.

Sieh dies jetzt bildlich vor dir. Wie schaut es aus, und wie fühlt es sich an? Wem bereitest du eine Freude? Nimm es körperlich wahr.

Und führ dir dann vor Augen, dass alles, was du bisher erlebt hast, dich genau in diesen Moment, in diese Situation gebracht hat – genau dorthin, wo du jetzt sein musst. Du wurdest für diese Zeiten geschaffen – dafür, diesen Moment exakt so zu erleben, wie er ist, und mit allem, was er mit sich bringt. An nichts, was du dafür brauchst, fehlt es dir. Spür diese Gewissheit, diese Leichtigkeit.

Bleib einen Moment in dieser Situation, in der du deine Schwierigkeiten hinter dir hast, und erlebe sie so instinktiv und ungefiltert wie nur möglich.

Da wir es nicht nur mit individuellen Herausforderungen und Veränderungen zu tun haben, sondern auch mit kollektiven, nimm dir jetzt bitte noch einen Moment und fokussiere dich auf einen Aspekt einer der gegenwärtigen, uns alle betreffenden Krisen. Was berührt dich hier am meisten oder ist dir gerade besonders wichtig? Vielleicht geht es um den missbräuchlichen Umgang mit den Ressourcen der Erde, vielleicht um Unterdrückung; es kann mit Krieg zu tun haben, mit dem Leid von Geflüchteten und Immigrant*innen, mit systemischem Rassismus, erdrückender Armut und Verschuldung. Spür die ganze Tragweite des von dir gewählten Themas beziehungsweise der Krise, die du gerade in den Fokus stellst.

Im Prinzip gehst du vor wie schon bei deiner persönlichen Herausforderung; nur dass du dir ausmalst, was es für die *Gemeinschaft* bedeuten würde, diesem Problem mit Weisheit zu begegnen. Stell dir vor, wie wahre Freiheit, Gerechtigkeit und Mitgefühl aussehen und sich anfühlen würden; wenn die tieferen Ursachen der Krise verstanden wären und nicht länger bestünden. Wiedergutmachung ist erfolgt, Buße auf globaler Ebene getan, der Wohlstand gerecht verteilt, verlässliche Strukturen sind eingeführt, sodass allen Menschen, allen weiteren Lebewesen und der ganzen Welt Sicherheit, Frieden und tiefgreifende Versöhnung garantiert sind.

Öffne dich für die Möglichkeit eines solchen Ausgangs und beobachte, wie er sich körperlich für dich anfühlt. Stell dir dann vor, du könntest einen Beitrag dazu leisten.

Wir wurden für diese Zeiten geschaffen – in jeder Hinsicht.

Liebe Freundin, lieber Freund. Lass uns diese Übung noch einen Moment lang weiterführen, uns jetzt aber auf unser Wohlbefinden in diesen schwierigen, turbulenten Zeiten fokussieren. Wenn du magst, darfst du die Augen schließen, eine Hand auf dein Herz legen und dir die folgenden guten Wünsche zukommen lassen:

> *Möge ich gesund sein. Möge ich alles haben, was ich brauche, um diese Schwierigkeiten überwinden zu können. Möge ich vertrauen und loslassen. Möge ich in meinem wahren Zuhause sein und bleiben.*

Stell dir auch dies bildlich vor.

Zugleich darfst du nie vergessen, dass du bei nichts, was du durchmachst, allein bist. Denk an Menschen, von denen du weißt, dass sie momentan auch nicht gerade die beste Zeit ihres Lebens haben; vielleicht an Freund*innen, Angehörige oder an Leute, mit denen du dich über dieses Buch austauschst; und schließlich an alle, die irgendwo auf der Welt mit Problemen zu kämpfen haben. Mach dir klar, dass wir alle miteinander verbunden sind. Die konkreten Umstände mögen sich unterscheiden, doch Verwirrung, Angst, Zorn und Traurigkeit kennen wir alle aus eigener Erfahrung.

Öffne dein Herz voller Mitgefühl, indem du allen wünschst:

Möget ihr gesund sein. Möget ihr alles haben, was ihr braucht, um eure Schwierigkeiten zu überwinden. Möget ihr vertrauen und loslassen. Möget ihr in eurem wahren Zuhause sein und bleiben.

Spür den aufrichtigen Wunsch, dass in schwierigen Zeiten ausnahmslos alle in der Lage sein mögen, ihr wahres Zuhause zu finden und dauerhaft darin heimisch zu sein. Sieh, wie dein Wunsch in Erfüllung geht.

Möge ich zufrieden sein,
möge ich frei sein von Schmerz und Leiden,
möge ich in Frieden und Wohlbefinden leben
und möge ich frei sein.

Mögest/mögen (du, wir, alle Lebewesen) zufrieden sein.
Mögest/mögen (du, wir, alle) frei sein von Schmerz und Leiden.
Mögest/mögen (du, wir, alle) in Frieden und Wohlbefinden leben.
Und mögest/mögen (du, wir, alle) frei sein.

»Loving Kindness« (Liebende Güte)
Lied von Schwester Hai An (Melina Bondy)

Im Alltag

Erinnere dich auch bei Schwierigkeiten im Alltag immer an deine Verbundenheit mit anderen: mit Leuten, die dich unterstützen oder aber Ähnliches durchmachen wie du. Bedenke sie mit deiner Achtsamkeit; zeig denen, die dir beistehen, deine Dankbarkeit; wünsch allen, die sich mit Problemen herumschlagen, die Unterstützung, die sie brauchen, um ihnen begegnen zu können. Spür deine Solidarität mit ihnen.

Und falls du das nicht eh schon getan hast: Mache dich mit Gruppen beziehungsweise Bewegungen vertraut, die etwas verändern; die die Welt zu einer besseren machen wollen.

Diesbezüglich haben wir natürlich alle unsere eigenen Prioritäten. Ich zum Beispiel unterstütze unter anderem Bündnisse für praktischen Umweltschutz oder den Green New Deal, die Black-Lives-Matter-Bewegung sowie die Poor People's Campaign, die sich dafür einsetzt, dass auch Unterprivilegierte in den Genuss der Menschenrechte kommen. Aber es gibt natürlich noch sehr viel mehr soziale oder ökologische Initiativen, die unser Engagement und unsere Solidarität wert sind. Vielleicht magst du überlegen, welche dieser Bewegungen dich am meisten anspricht, und suchst dir eine Gruppe in deiner Nähe oder trittst einem Aktionsbündnis bei. Denn wenn wir alle gemeinsam lernen und aktiv werden, ist auch das ein Ausdruck der Tatsache, dass wir für diese Zeiten gemacht sind.

JOURNALING-ÜBUNG

Nun, da du am Ende des Buches angekommen bist, stell dir doch bitte die Frage: An welchem Punkt befinde ich mich jetzt in Bezug auf die Schwierigkeiten, denen ich mich gegenübersehe?

Ich verfüge über konkrete Tools, auf deren Anwendung ich mich schon freue.

Ich bin zufriedener geworden und fühle mich schon stabiler.

Ich bin weniger ängstlich und nervös.

Ich habe mehr Selbstvertrauen gewonnen.

Inwiefern hat sich deine Haltung gegenüber deinen Problemen sonst noch verändert, seit du mit diesem Buch angefangen hast?

Wie und woran spürst du, dass du für diese Zeiten geschaffen bist?

Wodurch fühlst du dich inspiriert, dich für die Lösung der Probleme zu engagieren, denen sich die Welt gegenübersieht?

Als mir die Gelegenheit geboten wurde, dich auf diese Studienreise zu begleiten, war ich überglücklich. Und nun kann ich nur hoffen, dass du sie als sinnvoll und hilfreich empfunden hast. Ich glaube an dich und die innere Weisheit, die dich zu diesem Buch hat greifen lassen. Und nun, da du aufbrichst, um neuen Problemen und Herausforderungen zu begegnen, wünsche ich dir auf deinem Weg größtmögliche Freiheit und Selbstverwirklichung.

DANK

In der Plum-Village-Tradition des Buddhismus werden zu Beginn formeller Zeremonien, vor dem Ablegen von Gelübden und bei anderen besonderen Gelegenheiten, die dem Leben eine neue Richtung geben, vier Personengruppen mit einer tiefen Verbeugung oder einer Niederwerfung geehrt: Eltern, Lehrer*innen, Freund*innen und alle Lebewesen. An diese Reihenfolge werde ich mich im Folgenden auch halten.

Meinen Eltern, die spirituell immer auf der Suche waren, werde ich in ewiger Dankbarkeit verbunden bleiben. Dass sie für diese Zeiten gemacht sind, stellten sie 1970 in Chicago durch eine interkulturelle Heirat unter Beweis – und auch dadurch, dass sie beschlossen, sich überall auf der Welt für leidende Menschen einzusetzen. Danke, dass ihr das Beste in mir gefördert habt. In allen meinen Körperzellen und in jeder Silbe dieses Buches finde ich euch wieder.

Alles, was ich hier schreibe, sowie mein gesamtes Dharma-Leben gibt es nur aufgrund meiner klösterlichen und Laien-Lehrer*innen. In tiefer Dankbarkeit verneige ich mich deshalb vor meinem Hauptlehrer Thich Nhat Hanh, der mit seinem Mitgefühl die Transformation meines Leidens beschleunigte und in mir den Glauben an meine Fähigkeit des Erwachens durch seine Fröhlichkeit und das Vertrauen stärkte, das er in mich setzte. Schwester Chan Không, Schwester Chan Duc (Schwester Annabel) und Schwester

Dieu Nghiem (Schwester Jina) sind verlässliche, liebevolle Mentorinnen, Verkörperungen gelebten Erleuchtungsgeists, die meinem monastischen Leben ein in Theorie und Praxis fruchtbares Fundament gaben.

In tiefer Dankbarkeit fühle ich mich Joseph Goldstein, Carol Wilson und der gesamten Insight Meditation Society verbunden, die mich in die einzigartige Vipassana-Traditionslinie einführten. Ich bedanke mich bei euch nicht nur für das Geschenk des Dharmas, sondern auch für die großzügige materielle Unterstützung, die ihr mir habt zuteilwerden lassen. Von Herzen danke ich darüber hinaus Tara Brach und allen anderen bei der Insight Meditation Community of Washington (IMCW), die mich in den ersten Jahren meiner Lehrtätigkeit in Washington, D.C., unterstützt haben.

Tiefsten Respekt und Liebe entbiete ich Larry Yang, Gina Sharpe, Kate Lila Wheeler sowie Rachel Bagby, die alles gegeben haben, um uns Teilnehmerinnen und Teilnehmern der Spirit-Rock-Lehrerausbildung unser volles Potenzial ausschöpfen zu lassen – und Jack Kornfield, der an uns alle geglaubt hat.

Auch kann ich von Glück sagen, Thanissara und Kittisaro zum Kreis meiner unglaublich inspirierenden Mentoren zählen zu dürfen. Tief berührt haben mich die Interplay-Community und deren Gründer*innen Cynthia Winton-Henry und Phil Porter, die spielerisch und mit viel Respekt neue Fenster in meinem Geist öffneten und mich behutsam immer näher an meinen Körper heranbrachten. Und Stephanie: Dir kann ich überhaupt nicht genug danken.

In deiner liebevollen Gegenwart habe ich die unermessliche Weite erfahren.

Von ganzem Herzen bedanke ich mich auch bei all meinen älteren und jüngeren Klosterschwestern und -brüdern, einem wahrhaftigen Sangha-Körper, der mich geführt, beschützt und gefördert hat wie nichts sonst in meinem bisherigen Leben. Danke dafür, dass ihr mich gelehrt habt, eine glückliche Nonne zu werden. Und danke auch, dass ihr mich später wieder losgelassen habt.

Mein Klarheitsausschuss – Bettina Romhardt, Michael May, Barbara Casey, Sumi Kim, Elizabeth Dearborn und Robin Sheldon – war für mich Segen und Katalysator zugleich. Euch allen danke ich für eure Freundschaft und Liebe. Meinem Bruder Adam und meiner Schwester Traci danke ich für die Weisheit, Offenheit und Liebe, die ich während der großen Veränderungen in meinem Leben durch sie erfahren durfte, und dafür, dass sie mich bei meiner Rückkehr in die Welt der Laien so warmherzig empfingen.

Für ihre Freundschaft und so wertvolle Unterstützung bei meinem Neuanfang danke ich ferner: Mitchell Ratner und Ann-Mari Gemmill, Marisela Gomez, Richard Brady, Lyn Fine, John Bell, Peggy und Larry Ward, Eileen Kiera, Valerie Brown, dem Ehrenwerten Satima, Annabelle Zinser, Schwester Bi Nghiem, Schwester Peace, Schwester True Vow, Adrianna Rocco, Anita Constantini, Emanuela Sandini, Letizia und Stefano Carboni, Ivo Scheppers und Annette Schramm, Verena Böttcher, Renuka Bhakta, Yvonne Fuchs, Beth Sanchez, Jeanine Cogan, Sharron Swain, Melina Bondy,

John Salunga, Dr. Vincent Harding, Tom Holmes und allen im Gilchrist Retreat Center, Claire W. sowie der ganzen Community vom Schumacher College, besonders aber Tim Crabtree, Satish Kumar und June Mitchell sowie Sophy Banks.

Ebensolche Dankbarkeit empfinde ich meinen Lieben aus Washington, D.C., gegenüber – und zwar dafür, dass ihr mir geholfen habt, mir eine neue Heimat aufzubauen: Julia Jarvis und die Sangha vom Montagabend, Annie Mahon und alle bei Circle Yoga und Opening Heart Mindfulness Community, La Sarmiento, Em Morrison, Kristin Barker, Lauren Taylor, Travis Spencer, Satyani McPherson, Dave Trachtenberg, Bruce Gill, Gretchen Rohr, Kate Amoss, Katrina Browne und Cassie Meador. Allen meinen Kolleg*innen von Inward Bound Mindfulness Education (iBme) und den jungen Menschen, mit denen zu üben ich dort das Glück hatte, möchte ich sagen: Ihr habt meinem Leben eine spannende Richtung gegeben – und wie viel Spaß wir miteinander hatten!

Meinen Freund*innen aus Sri Lanka schmettere ich zu: Eure Weisheit, Güte und wilde Stärke waren mir ein wahrer Rettungsanker. Danke an Sahan Dharmatilleke, Niluka Gunawardena, Dinusha Wickremasekera, Merhawi Teklebran und Abeba Petros, Kamani Jinadasa und die Crew von Wisdom Wednesdays. Auch verbeuge ich mich vor allen meinen Schwestern und Brüdern aus der Spirit-Rock-Lehrerausbildung. Ich liebe jede und jeden Einzelnen von euch und trage euch in meinem Herzen.

Des Weiteren danke ich Natascha Bruckner für ihre gründliche, kluge und liebevolle Bearbeitung meines Manuskripts. Dass mir die »Geburt« dieses Buches so großen Spaß bereitet hat, lag vor allem am Geschick, der menschlichen Wärme sowie der professionellen Klarheit des Parallax-Verlegers Hisae Matsuda. Mein Dank gilt ihm und seinem gesamten Team: Bei euch weiß ich mich in den besten Händen.

Gar nicht erst entstanden wäre dieses Buch ohne meinen geliebten Lebenspartner Adam, der mich zunächst ermutigte, den von mir entwickelten Meditationskurs zu einem Buch umzuarbeiten, und sich dann geduldig eine Version des Manuskripts nach der anderen durchlas. Durch deine Hilfe konnte ich mich zu meiner vollen Blüte entwickeln, und dafür danke ich dir.

Last, but not least danke ich allen lebenden Wesen überall auf der Welt, die mein Leben und dieses Buch überhaupt erst ermöglicht haben.

ANMERKUNGEN UND QUELLEN-ANGABEN

VORANGEHENDE SEITEN

1 Alice Walker – *Living by the Word. Selected Writings 1973–1987.* © W&N, London 2005 (übersetzt von Karin Weingart)

VORWORT

2 Jack Kornfield – *Frag den Buddha und geh den Weg des Herzens.* Aus dem Amerikanischen von Ulli Olvedi. © Kösel-Verlag, München 1995

3 Die Inspiration zum Titel dieses Buches geht auf den bewegenden Essay »Letter to a Young Activist During Troubled Times« von Clarissa Pinkola Estés zurück (Untertitel: »Do Not Lose Heart, We Were Made for These Times«). © Clarissa Pinkola Estés. http://clarissapinkolaestes.com

KAPITEL 1: HEIMKEHR

4 Die zehn Folgen des Kurses »Skilfully Moving through Times of Challenge« sind verfügbar unter: https://www.youtube.com/watch?v=-0bbaLYZbm8

5 Die Lieder in diesem Buch kannst du dir auf der Homepage von Plum Village unter »Music« anhören. »Arrived« (Angekommen) findest du hier: https://plumvillage.org/articles/arrived

KAPITEL 2: ENTSPANNT ZURÜCKLEHNEN UND AUF DAS UNBEKANNTE VERTRAUEN

6 Alan Watts – *What is Tao?* © New World Library, Novato 2000

7 Alan Watts – *Weisheit des ungesicherten Lebens.* © O. W. Barth, München 1978/1981

8 Anstelle von »Buddha« kannst du gern auch »Weisheit und Mitgefühl« sagen; oder du verwendest »Jesus« beziehungsweise einen anderen, dir heiligen Namen.

KAPITEL 3: DIE DINGE SO AKZEPTIEREN, WIE SIE SIND

9 Thich Nhat Hanh – *Nimm das Leben ganz in deine Arme.* Aus dem Englischen von Karen Siebert. © Theseus Verlag, Berlin 1997

10 Kittisaro, zitiert nach Leslee Goodman – »A Mindful Marriage«, in: *The Sun,* Januar 2009, https://www.thesunmagazine.org/issues/397/a-mindful-marriage

11 Rainer Maria Rilke – »Stiller Freund der vielen Fernen«, in: *Duineser Elegien. Sonette an Orpheus.* © Reclam, Stuttgart 1997

KAPITEL 4: DEN STURM ÜBERSTEHEN

12 Thich Nhat Hanh – *Einfach gehen.* Aus dem Englischen von Ursula Richard. © O. W. Barth Verlag, München 2016

13 Von Matthew Huston stammt ein schöner Artikel über die Fortbewegung im Rollstuhl in der Plum-Village-Gemeinschaft des Engagierten Buddhismus, *The Mindfulness Bell*, Bd. 35/ Winter/Frühjahr 2004: https://www.parallax.org/mindfulnessbell/article/the-turning-of-my-wheels/

KAPITEL 5: VOM UMGANG MIT STARKEN EMOTIONEN

14 Thich Nhat Hanh – *Ohne Schlamm kein Lotos: Die Kunst, Leid zu verwandeln.* Aus dem Englischen von Ursula Richard. © Nymphenburger, München 2015

15 Eine Möglichkeit wäre zum Beispiel, seine Temperatur, Dichte, Schwere, Oberfläche etc. wahrzunehmen. (Anm. d. Red.)

KAPITEL 6: UNBESTÄNDIGKEIT UND DIE FÜNF ZU ERINNERNDEN TATSACHEN

16 Die Fünf Erinnerungen, ein Teil der Liturgie in Plum Village, gehen auf eine Buddha-Rede mit dem Titel Upajjhatthana Sutta zurück, die sich im Pali-Kanon befindet.

KAPITEL 7: DEN ACHT WINDEN DER WELT GELASSEN BEGEGNEN

17 Matty Weingast – *The First Free Women: Poems Inspired by the Early Buddhist Nuns.* © Shambala Publications, Boulder 2020

18 Thich Nhat Hanh – *Die Lehre des Buddha über die Liebe.* Aus dem amerikanischen Englisch von Karen Siebert und Ursula Richard. © O. W. Barth, München 2022

19 Thomas Merton – *Conjectures of a Guilty Bystander*, © Crown Publishing, New York 2009, S. 155

KAPITEL 8: GLEICHMUT UND LOSLASSEN

20 Matty Weingast – *The First Free Women: Poems Inspired by the Early Buddhist Nuns.* © Shambala Publications, Boulder 2020

21 Martin Luther King – »Loving Your Enemies«, Predigt gehalten in der Dexter Avenue Baptist Church, Montgomery, Alabama, am 17. November 1957. Abgedruckt in Clayborne Carson (Hrsg.) – *A Knock at Midnight: Inspiration from the Great Sermons of Martin Luther King, Jr.*, Chicago 2021

22 Amerikanischer Ex-Polizist, der wegen Mordes an dem Afroamerikaner George Floyd verurteilt wurde. (Anm. d. Red.)

23 Mariame Kaba – *We Do This 'til We Free Us.* © Haymarket Books, Chicago 2021

KAPITEL 9: DAS GUTE BEGÜNSTIGEN UND VERSTÄRKEN

24 Toni Morrison – *Teerbaby*. © Rowohlt, Reinbek 1986

25 Albert Camus – *Heimkehr nach Tipasa*. Aus dem Französischen von Monique Lang. ©Arche Verlag, Zürich 1957

26 Shawn Achor – »The Happiness Advantage: Linking Positive Brains to Performance«, TEDx Talks, 30. Juni 2011. Mit deutschen Untertiteln. https://www.youtube.com/watch?v=fLJsdqxnZb0

KAPITEL 10: WIR WURDEN FÜR DIESE ZEITEN GESCHAFFEN

27 Clarissa Pinkola Estés – »Letter to a Young Activist During Troubled Times« (Untertitel: »Do Not Lose Heart, We Were Made for These Times«). © Clarissa Pinkola Estés. http://clarissapinkolaestes.com

ÜBER DIE AUTORIN

Die Dharmalehrerin Kaira Jewel Lingo interessiert sich schon seit ihrer Jugend für die Verbindung von Spiritualität und Meditation mit dem Engagement für soziale Gerechtigkeit. Aufgewachsen ist sie in einer ökumenischen Gemeinschaft, in der Familien eine neue Form des Klosterlebens praktizierten und unterprivilegierte Bevölkerungsteile unterstützten.

Mit fünfundzwanzig wurde sie in einem buddhistischen Kloster der Plum-Village-Tradition unter Zenmeister Thich Nhat Hanh zur Nonne ordiniert. 2007 erwarb sie die Lehrberechtigung und wurde Zen-Lehrerin. Zugleich ist sie Lehrerin der Vipassana-Insight-Linie des Spirit Rock Meditation Center. Ihr heutiges Wirken versteht sie als Fortführung des von Thich Nhat Hanh entwickelten Engagierten Buddhismus sowie der Arbeit ihrer Eltern. Eine große Inspiration war für sie auch die Zusammenarbeit ihres Vaters mit Martin Luther King hinsichtlich der Aufhebung der Rassentrennung im Süden der USA.

Charakteristisch für ihre buddhistische Lehrtätigkeit in aller Welt ist die Verbindung von Kunst, Spiel, Natur, ethnischer und ökologischer Gerechtigkeit mit praktizierter Achtsamkeit. Außerdem ist sie als spirituelle Mentorin tätig. Kairas besonderes Interesse gilt der Vermittlung der Dharmalehren an Schwarze, indigene Personen und überhaupt an alle Individuen und Gruppen, die den vielfältigen

Formen von Rassismus ausgesetzt sind. Sie arbeitet mit Aktivist*innen, Pädagog*innen, Jugendlichen, Künstler*innen und Familien. Mehr erfährst du auf kairajewel.com.